Spiritualität in der Psychotherapie

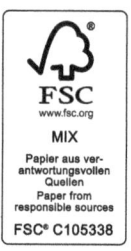

2. Auflage 2019
Die 1. Auflage ist zum Kongress 2017 erschienen.

© 2019 Karin Engelkamp, Herausgeberin
www.textengel.ch

Herstellung und Verlag:
BoD – Books on Demand, Norderstedt

ISBN: 9783741270727

Dritter internationaler Kongress
für Echte Psychotherapie, Psycholyse und Alternative Psychiatrie

2. – 4. Juni 2017

Avanti

Internationale Ärztegesellschaft für Echte Psychotherapie und Alternative Psychiatrie
In Zusammenarbeit mit dem World Wide magic Movement
Avanti, Grossmatt 296, CH-4574 Lüsslingen
www.aerztegesellschaft-avanti.org
www.world-wide-magic-movement.org

Eine Veranstaltung der
Therapeutisch-Tantrisch-Spirituellen Universität
In Nennigkofen-Lüsslingen, Schweiz

für Therapeuten, Patienten, Experten, Betroffene und alle Interessierten
www.kongress-echte-psychotherapie.org

„Wenn die Spiritualität aus der Psychotherapie ausgeschlossen bleibt,
wird diese nicht wirklich Heilung bewirken."

„Echte Psychotherapie beginnt mit der
Auseinandersetzung und Auflösung,
das heisst, mit der Integration der persönlichen Geschichte,
und schafft somit den gesunden Boden eines Menschen und seines Lebens.
Danach führt er sie natürlicherweise in die Spiritualität,
ins Erwachen für Einheit und für die Magie des Lebens.
Dies schafft den Himmel,
ermöglicht erst wirkliches Ankommen
als Wesen und im Sein."

„Die Spiritualität beginnt im Becken.
Die spirituelle Praxis ist keine neue Methode,
sondern besteht im Überwinden aller Methoden.
Spirituell orientierte Menschen setzen auf Einsicht,
nicht auf Glauben."

„Wenn uns Menschen etwas noch retten und wieder vereinen kann,
wird es eine spirituelle Wissenschaft
beziehungsweise eine säkularisierte[1] Spiritualität sein.
Die spirituelle Einstellung strebt nicht nur nach Einsicht,
sondern auch nach einem ethischen Handeln
aus dieser Einsicht."

„Auch wer spirituell ist, stirbt am Ende.
Spiritualität schützt nicht vor dem Tod."

---

[1] säkularisieren = verweltlichen

Inhaltsverzeichnis

Begrüssung – von Kasia Weidenbach　　　　　　　　　　　　　　　　8

Vorträge　　　　　　　　　　　　　　　　　　　　　　　　　　　　10

Was ist Spiritualität ...? – von Samuel Widmer　　　　　　　　　　　11

Spiritualität beginnt im Becken – von Kasia Weidenbach　　　　　　18

Spiritualität in der Echten Psychotherapie – von Sebastian Weidenbach　　29

Was ist Spiritualität ...? – von Samuel Widmer　　　　　　　　　　　11

Der magische Traum als konkreter Ausdruck von Spiritualität – von Danièle Nicolet Widmer　　　　　　　　　　　　　　　　　　　　　　35

Spirituelle Krisen – von Anne Lehnerer　　　　　　　　　　　　　　41

Vishnu träumt ein Universum – eine Choreographie des Staunens – von Helena Gemmel und Claudia Pölderl　　　　　　　　　　　　　50

Vishnu träumt ein Universum – eine Choreographie des Staunens – von Helena Gemmel und Claudia Pölderl　　　　　　　　　　　　　50

Erfahrungsberichte　　　　　　　　　　　　　　　　　　　　　　62

Führt künstlerisches Tun in der Kunsttherapie zu Erleuchtung? – von Astrid Hochbach　　　　　　　　　　　　　　　　　　　　　　　63

Spiritualität und Selbsterkenntnis in der Bildungsarbeit – von Ursula Meyer　　65

Echte Psychotherapie führt in die Spiritualität – von Beatrix Frey　　69

Begrüssung – von Kasia Weidenbach

Ich freue mich sehr, euch heute nun schon zum dritten Internationalen Kongress für Echte Psychotherapie, Psycholyse und Alternative Psychiatrie, diesmal unter dem Titel „Spiritualität in der Psychotherapie", begrüssen[2] zu dürfen.

Das Thema steht schon seit zwei Jahren fest, seit dem letzten Kongress zum Thema „Tantra". Weil es ein wichtiges Thema ist, auch ein weiteres Tabuthema, wenn man es mit Psychotherapie in Verbindung bringt. Als wichtigen Gegenpol zum Thema Tantra und auch als Herausforderung für uns selbst, da wir wie die meisten Menschen dazu neigen, uns zu viel und zu lange mit uns selbst und mit Beziehungen zu beschäftigen, anstatt weiterzugehen auf eine neue Ebene.
Nun ist im Januar unser liebster Freund und Lehrer, unser Herz, Samuel gestorben und davongeflogen ins Unermessliche. Es ist ein grosses Loch zurückgeblieben. Und auch eine grosse Dankbarkeit für alles, was er war und hinterlassen hat. Er hatte diesen Kongress noch mit auf den Weg gebracht und sogar seinen Vortrag schon fertiggeschrieben. Die Samuel-Gita, die er ebenfalls noch vollendet hat, wird uns in diesen Tagen begleiten und inspirieren. Heute Abend werden wir einen neuen Film über sein Leben und Wirken sehen. Und morgen Abend werden wir noch einmal zusammen Abschied nehmen in einem besonderen Abschiedsritual.
Samuel ist gegangen. Als Wesen ist er aber noch da und auch seine Visionen, die unsere gemeinsamen Träume sind, bleiben lebendig. Die Ärztegesellschaft Avanti, die diesen Kongress organisiert hat – natürlich wieder mithilfe des World Wide Magic Movements WWMM und der Kirschblütengemeinschaft – ist eines der vielen Projekte, die ihm besonders am Herzen lagen.

Avanti hat das Erbe der SÄPT[3] und des ECBS[4] angetreten und ist den Weg weitergegangen, den diese beiden Organisationen, die Samuel mitgegründet hat, nicht gehen wollten oder konnten, nämlich der Öffnung für das Grosse, das Neue, für die Liebe. Das war Samuels Traum und den werden wir gemeinsam weiterträumen! Vor allem im Inneren, in der Stimmung der Einheit unter uns. Und in unserem Mut, die Evolution der Menschheit an vorderster Front weiter voranzutreiben.
Samuels Tod hat nicht nur ein Loch zurückgelassen, sondern auch einen Raum geöffnet. Dadurch bekommt die spirituelle Dimension und die Frage, ob wir einen Zugang dazu haben, eine neue, besondere Dringlichkeit und Bedeutung. Nur wenn wir einen Zugang zu dieser neuen Dimension finden, finden wir auch ihn, sein Wesen und seine Energie.
Wo diese Dimension ist, was sie ausmacht, wie man sie sucht oder findet und was das mit Echter Psychotherapie zu tun hat, werden wir in diesen Tagen zusammen erforschen. Ich hoffe, dass wir danach mit tiefen Einsichten, neuen Erkenntnissen, vor allem aber mit einem direkten Erleben, einem Gefühl dafür wieder in unser Leben zurückkehren werden.

Ich möchte euch einladen, in Momenten der Stille, die es zwischen den vielen Programmpunkten hoffentlich auch geben wird, auf das, was hinter den Dingen liegt, zu lauschen, euch berühren zu lassen vom Grossen. Das kann jeder und jede für sich tun, um sich mit der anderen Dimension zu verbinden. Noch schöner wäre es, wenn wir es gemeinsam tun würden, wenn wir Einheit wirklich entdecken und spüren könnten und darin zusammen sein.

---
[2] Dieses Buch folgt der schweizerischen Rechtschreibung ohne ß.
[3] Schweizerische Ärztegesellschaft für Psycholytische Therapie
[4] Europäisches Collegium für Bewusstseinsstudien

Dazu möchte ich noch jemand anderen zu Wort kommen lassen, der uns die passenden Worte als Inspiration für unseren Kongress an diesem Pfingstwochenende geschenkt hat.

(Filmausschnitt von Samuel Widmers Vortrag am Symposium „Zusammen Leben" 2016: Über das Pfingstwunder)

Vorträge

Was ist Spiritualität ...? – von Samuel Widmer

... und die intellektuelle Redlichkeit des Thomas Metzinger?

Was ist Spiritualität?
Würde man jeden Menschen hier danach fragen, bekäme man wohl viele verschiedene und vor allem vage und unklare Antworten. Kaum ein Begriff, den ich in meinem Wortschatz führe, ist so diffus und auch für mich wenig fassbar und klar definiert wie der Begriff Spiritualität.
Natürlich bezeichnen wir damit eine Haltung oder Einstellung, die mit unserer Einsicht in das Wesen des Ungetrenntseins von allem zu tun hat, mit der Erkenntnis, dass alles eins und aus Liebe gemacht ist. Aber auch die Begriffe Tantra oder Psycholyse brauchen wir für dieselbe Lebenssicht und für die Praxis der Lebensführung, die sich für uns daraus zwingend ergibt.
Deshalb war ich ganz glücklich, im letzten Jahr auf ein Buch und einen Menschen dahinter zu stossen, die für mich sehr stimmige Gedanken zu diesem Thema vorzulegen wissen. Mit seiner gesamten Philosophie mag ich an anderen Stellen auch in Widerspruch stehen, aber die Ausführungen zum Wesen der Spiritualität, wie er sie im Nachwort zu seinem Buch umreisst, finden in mir ein volles Ja und bringen eine gewisse Genauigkeit in das vermeintlich Ungenaue, das diesen Lebensbereich üblicherweise umgibt. Ich will sie daher hier zur Einleitung ins Thema zusammenfassen und kommentieren.

Thomas Metzinger, ein Philosoph und Leiter des Arbeitsbereichs Theoretische Philosophie und der Forschungsstelle für Neuroethik an der Universität Mainz, gilt weltweit als einer der profiliertesten akademischen Philosophen der Gegenwart. In seinem Buch „Der Ego Tunnel"[5] definiert er Spiritualität als das Gegenteil von Religion. Er sieht die heute verbreitete Spiritualität als eine im Kern epistemische, das heisst, erkenntnistheoretisch auf ein bestimmtes Erkenntnisziel, auf ein bestimmtes Wissen ausgerichtete Einstellung des spirituellen Menschen, also eine Einstellung, die auf Wissen beruht, das allerdings beim spirituellen Sucher auf Erkenntnis ausgerichtet ist und die nicht theoretisch, sondern praktisch gewonnen wird.
„Spirituelle Personen wollen wissen, nicht glauben", sagt er. *„Es geht ihnen um eine erfahrungsbasierte Form von Erkenntnis, die mit innerer Aufmerksamkeit, Körpererfahrung und der systematischen Kultivierung bestimmter veränderter Bewusstseinszustände zu tun hat."* Der Inhalt der Erkenntnisziele richte sich auf Befreiung und Erleuchtung und werde als spezielle Form der Selbsterkenntnis beschrieben, meint er, einer Selbsterkenntnis, die reflexiv auf das eigene Bewusstsein gerichtet sei. Es gehe dabei um die Bewusstheit als solche unter Auflösung der Subjekt-Objekt-Struktur und jenseits der Erste-Person-Perspektive.
Auf Metzingers Einstellung zu veränderten Bewusstseinszuständen und damit zur Psycholyse als spirituellem Hilfsmittel werden wir am Schluss des Vortrags noch zu sprechen kommen.
„Ist spirituelle Praxis eine Methode oder vielmehr das Loslassen aller Methoden? Erfordert sie Anstrengung oder ist sie anstrengungslos? Woran kann man echten Fortschritt erkennen? Und lassen sich Illusionen, Wahnvorstellungen oder Selbsttäuschung davon unterscheiden?", benennt er die Fragen, die spirituelle Sucher umtreiben. Ethische Integrität, das im Verhalten beobachtbare ernst-

---
[5] Thomas Metzinger: Der Ego Tunnel/ Eine neue Philosophie des Selbst: Von der Hirnforschung zur Bewusstseinsethik; Piper, 2014(09)

hafte Streben nach einer prosozialen, ethisch stimmigen Lebensweise, wird als Kriterium für die Beantwortung dieser Fragen benannt. Bezüglich des angestrebten Wissens, des Inhalts der Erkenntnisziele von Spiritualität gäbe es allerdings aus wissenschaftlicher Sicht wenig zu sagen, da es sprachlich kaum mitteilbar oder argumentativ begründbar sei. Es gehe also bei der mit Spiritualität verbundenen Meditationspraxis um ethische Integrität durch Selbstwissen, um eine radikale, existenzielle Form von Befreiung durch Selbsterkenntnis sowie um Schulung und Selbstvervollkommnung. Die spirituelle Einstellung strebt also sowohl nach Erkenntnis wie auch nach Ethik. *"Die spirituelle Einstellung ist eine Ethik des inneren Handelns um der Selbsterkenntnis willen"*, fasst Thomas Metzinger zusammen.

Interessant ist, dass Thomas Metzinger als Wissenschaftler und akademischer Philosoph Jiddu Krishnamurti als einen der grössten nicht-akademischen Philosophen des letzten Jahrhunderts erkennt und würdigt. Er sieht ihn als absoluten Klassiker in einem möglichen Fach „Theorie der Meditation".

Krishnamurti akzeptierte die Unbestechlichkeit des Selbst als die einzige Spiritualität. Unbestechlichkeit sieht denn auch Metzinger als *"semantischen Kern eines wirklich philosophischen Begriffs einer säkularisierten Spiritualität"*, die er anstrebt; Unbestechlichkeit gegenüber den Vertretern von Glaubenssystemen, die Meditation an irgendeine Theorie binden wollen, Unbestechlichkeit auch gegenüber den rein ideologischen Formen des rationalistischen Reduktionismus, die alle nicht-wissenschaftlichen Formen des Erkenntnisgewinns diskreditieren möchten, vor allem aber auch Unbestechlichkeit gegenüber sich selbst, die von allen Theorien und Vorstellungen unabhängig bleibt.

"Was heisst es aber, unbestechlich, vor allem auch sich selbst gegenüber nicht korrupt zu sein?", fragt er. Gibt es einen solchen *„inneren Anstand"*, eine klar benennbare geistige Qualität der Redlichkeit? Denn diese müsste die Grundlage für eine ethische Integrität bilden, welche als Kriterium für die Beantwortung der vorgenannten Fragen dienen könnte.

Intellektuelle Redlichkeit definiert er als die Haltung, einfach nicht bereit zu sein, *"sich selbst etwas in die Tasche zu lügen"*. Er bringt sie in Zusammenhang mit *„Anständigkeit, Aufrichtigkeit und Ehrlichkeit"*, mit einem *„inneren Anstand"*, und nennt sie *„eine konservative Weise, wirklich subversiv zu sein"*. Intellektuelle Redlichkeit, ist er überzeugt, ist das, was Vertretern der organisierten Religionen und allen Theologen fehle. Intellektuelle Redlichkeit, weiss er, bedeutet, dass man *„nicht vorgibt, etwas zu wissen oder auch nur wissen zu können, was man nicht wissen kann, dass man aber trotzdem einen bedingungslosen Willen zur Wahrheit und zur Erkenntnis besitzt"*, und zwar vor allem auch, wenn es um die Erkenntnis seiner selbst geht.

Es geht also auch um moralische Integrität. In der Spiritualität geht es genauso wie in der Wissenschaft beim *„Ideal des vernünftigen, rationalen Denkens"*, um *„eine Ethik des inneren Handelns um der Erkenntnis willen"* mit dem Ziel der *„Erhöhung von geistiger Autonomie"*. Darum ist eine spirituelle Einstellung nicht von einer wahrhaft wissenschaftlichen zu trennen. Wir selber sprechen daher im Zusammenhang mit Spiritualität gerne von der intuitiven Wissenschaft, wie sie C. G. Jung seinerzeit genannt hat, die sich nur auf das eigene Erleben und dessen redliche Beurteilung stützen kann.

Metzinger beruft sich bei seinen Ausführungen zur Spiritualität beziehungsweise deren Verbindung zur intellektuellen Redlichkeit neben Krishnamurti unter anderem auch auf Immanuel Kant, der festhielt, dass es um *„die Lauterkeit der Absicht, sich selbst gegenüber ehrlich zu sein"* gehe. Für Kant ist intellektuelle Redlichkeit *„der innerste Kern des Moralischen überhaupt"*, *„die Essenz des Willens* *zur ethischen Integrität"*. Er nennt sie *„die Idee des sittlich Guten in seiner ganzen Reinigkeit"* und erinnert uns mit der Aussage, dass *„der Mensch als moralisches Wesen sich selbst gegenüber zur Wahrhaftigkeit verpflichtet ist"*, daran, dass echte Spiritualität nicht nur viel mit Wissenschaft, sondern überdies mit einem strengen, altmodischen Rationalismus zu tun hat, der konservativen Weise, wirklich subversiv[6] zu sein, wie sie Metzinger benennt und wir es auch immer gesehen haben. Metzinger erinnert in diesem Zusammenhang auch an moralische Begriffe Kants, mit denen dieser Unredlichkeit zu fassen versuchte. Er sprach von *„innerer Lüge"* und versteht sie als *„blosse Ermangelung von Gewissenhaftigkeit"*.

Auch auf Nietzsche kann sich Metzinger abstützen, für den intellektuelle Redlichkeit *„das Gewissen hinter dem Gewissen"* bildete. Nietzsche sieht, dass *„der Wille zur Wahrhaftigkeit in seiner höchsten Form"* uns erlaubt, *„der Tatsache ins Auge zu schauen, dass wir radikal sterbliche Wesen"* sind und alle diesbezügliche Selbsttäuschung zu überwinden, also *„das Wahnhafte und die systematische Endlichkeitsverleugnung"* in unserem Selbsterkennen abzulegen.

Zur Unterscheidung zwischen Religion und Spiritualität beruft sich Metzinger schliesslich auf den Philosophen William Kingdon Clifford. Er verurteilt mit dessen Hilfe den klassischen Standpunkt organisierter Religion im Gegensatz zu dem der Spiritualität. Den Fideismus, den reinen Glaubensstandpunkt, für den es legitim ist, an Überzeugungen nicht nur ohne positive Argumente dafür, sondern selbst angesichts starker Gegenargumente dagegen, festzuhalten, versteht er als *„Verweigerung jeder ethischen Einstellung zum inneren Handeln"*, als *„Mangel an innerem Anstand"* und damit als psychische Krankheit. Denn es geht in ihm um *„vorsätzliche Selbsttäuschung, um systematisches Wunschdenken oder auch um Paranoia"*. Die Redlichkeit der Spiritualität erkennt Metzinger im Gegensatz dazu als eine Form *„geistiger Gesundheit"*, als *„intellektuelle Integrität"* an.

Metzinger schreibt: *„Wenn man sich in vollständiger Abwesenheit positiver theoretischer oder praktischer Gründe gehen lässt und es sich gestattet, einfach an einem bestimmten Gauben festzuhalten, dann hat man also die ganze Idee einer Ethik des inneren Handelns bereits aufgegeben. Man lehnt das Projekt der intellektuellen Redlichkeit ab, man verweigert auf der Ebene des eigenen Geistes nicht nur die Rationalität, sondern auch die Moralität. Damit verändern sich aber nicht nur die eigenen Meinungen und Überzeugungen, sondern letztlich verliert auch die Person als ganze ihre Integrität. Und das ist es, was ich am Anfang damit meinte, dass intellektuelle Redlichkeit das ist, was Theologen und die Vertreter der organisierten Religion aller Art einfach nicht haben können. Vielleicht hat dieser Satz zunächst nach billiger Polemik oder Provokation um der Provokation willen geklungen. Es geht aber um einen einfachen und klaren sachlichen Punkt, nämlich das «Prinzip der Selbstachtung» – also darum, dass man seine Würde und seine geistige Autonomie nicht verliert. Vor allem betrifft diese Aussage natürlich nicht nur die traditionellen Kirchen, sondern auch einen sehr grossen Teil der so genannten «spirituellen Alternativkultur»: Vieles, was in den letzten Jahrzehnten in Europa und Amerika entstanden ist, hat seinen fortschrittlichen Impuls lange verloren. Es stabilisiert heute nur noch den Status quo, zeichnet sich durch infantile Selbstgefälligkeit und grobe Formen der intellektuellen Unredlichkeit aus. Wenn man **ernsthaft** an der Frage nach der Möglichkeit einer säkularisierten Spiritualität interessiert ist, muss man alle relevanten empirischen Daten und alle möglichen Gegenargumente in Betracht ziehen. Der Philosoph William Clifford hat im Jahre 1877 über Leute, die das nicht tun, Folgendes gesagt: «Wenn jemand vorsätzlich das Lesen von*

---

[6] subversiv = tiefgreifend verändernd

Büchern und die Gesellschaft anderer Menschen, die kritische Fragen aufwerfen, vermeidet, dann ist das Leben dieser Person eine einzige lange Sünde gegen die Menschheit.»"

Der Klärung bezüglich Redlichkeit beziehungsweise der Borniertheit, wie sie die Anhänger von Glaubenssystemen kennen, geht Metzinger nach, indem er sich redlich den klassischen philosophischen und spirituellen Fragen *„Existiert Gott?", „Gibt es ein Leben nach dem Tod?"* und *„Gibt es so etwas wie Erleuchtung?"* stellt und zur redlichen Antwort findet, dass wir darüber nichts wissen und nichts wissen können.

Obwohl ich auch damit einverstanden bin, kann ich seiner Argumentation bezüglich dieser Fragen nicht vollumfänglich folgen. Darin bleibt er mir zu intellektuell und zu beschränkt. Dass jemand für eine tiefere Sicht nicht erwacht ist, kann er meiner Meinung nach nicht als Begründung dafür anführen, dass es dieses Tiefere nicht gibt. Doch darauf wollen wir hier nicht näher eingehen. Ich hoffe, dass dies im Laufe der Tage andere in ihren Beiträgen tun werden.

Metzinger sieht Religion als *„die vorsätzliche Kultivierung eines Wahnsystems", „die dogmatische und fideistische[7] Verweigerung einer Ethik des inneren Handelns", „Spiritualität dagegen",* ist für ihn, *„die epistemische Einstellung, bei der es um Erkenntnis geht".* Deshalb betrachtet er Spiritualität als das Gegenteil von Religion.

Für mich ist Spiritualität allerdings ursprüngliche, wirkliche Religiosität, eine religiöse Lebenshaltung, die mit der wissenschaftlichen Grundhaltung Hand in Hand geht und auf redlichem Forschen und Suchen nach Erkenntnis im Innern und Äussern beruht. Spiritualität als Gegenteil von Religion zu sehen, würde für mich eine neue Dualität und Spaltung in der Einheit hervorbringen. Spiritualität ist für mich Mystik und damit das innerste Wesen von Religiosität. Religion als Glaubenssystem, wie sie heute verstanden wird, ist damit tatsächlich eine Entgleisung, eine Erkrankung dieses Einen.

Wissenschaft, sofern sie nicht auch bereits zur Religion geworden und einem Fideismus verfallen ist, ist, sieht Metzinger im Einklang mit Spiritualität, da beide aus derselben Wertvorstellung hervorgehen. Beide kennen *„den unbedingten Willen zur Wahrheit – es geht um Erkenntnis, nicht um Glauben –"* und verpflichten sich dem *„Ideal der absoluten Ehrlichkeit gegenüber sich selbst".*

Wie wir hofft Metzinger, dass sich unter den Menschen in den nächsten Jahrzehnten oder Jahrhunderten so etwas wie eine *„säkularisierte Spiritualität"* durchsetzen und uns vor dem drohenden Untergang retten kann. Der Umstand, dass wir auf kollektiver und häufig auch individueller Ebene *„hartnäckig wider besseres Wissen handeln"* und aufgrund unserer überholten Konditionierungen trotz grossem Zeitdruck einfach nicht fähig sind *„zu wirksamem gemeinschaftlichem Handeln und der notwendigen politischen Willensbildung",* führt uns zum Scheitern. Immer mehr wird die Menschheit damit zu einem Opfer ihrer eigenen Selbsttäuschung, die auf die grossen Herausforderungen, die für sie anstehen, einfach nicht adäquat antworten kann, obwohl sie eine intellektuelle Einsicht in die zu erwartenden Folgen hat und auf der Ebene des persönlichen Bewusstseins auch erlebt.

Es stellt sich die Frage, ob die Menschen in einer spirituellen Haltung der Redlichkeit eine vereinheitlichende Strategie bei der Suche nach der richtigen Antwort auf der Ebene des gemeinsamen Handelns finden könnten. Ob es ihnen gelingt, Spiritualität und Wissenschaft zu vereinen, und ob die Menschheit überhaupt für eine einheitliche vernunft-, wirklichkeits- und wahrheitsbasierte Sicht zusammenzubringen ist. Wie wir sieht auch Metzinger in diesem Punkt eher schwarz.

---

[7] fideistisch = Glaube steht über Vernunft (absolut)

Wie zu erwarten, bei einer solchen Optik bezüglich Spiritualität und der ihr zugrunde liegenden Redlichkeit oder Unbestechlichkeit, bricht Metzinger auch für die Psycholyse eine Lanze. Unter anderem beklagt er bezüglich der Substanzen und der durch sie ausgelösten alternativen Bewusstseinszustände, dass die *"weit überwiegende Anzahl der Personen, die am Ende die fraglichen politischen und juristischen Entscheidungen* [in Bezug auf Psycholytika und ihr Verbot beziehungsweise ihre Freigabe] *treffen müssen, notgedrungen überhaupt nicht verstehen, wovon sie überhaupt reden."* Er stellt auch die Frage: *"Sollte man es hinnehmen, dass jemand, der auf der Suche nach gültigen spirituellen oder religiösen Erfahrungen ist – oder sich selbst einfach nur einen persönlichen Eindruck verschaffen will –, Gesetze brechen und all die Risiken eingehen muss, die mit unklaren Dosierungen, chemischen Unreinheiten und gefährlichen Randbedingungen einhergehen?"*, und zieht daraus den Schluss: *"Viele Aspekte unserer gegenwärtigen Drogenpolitik sind vollkommen beliebig und ethisch unhaltbar."*

Mit der Lösung, die er bezüglich der Aufhebung der Prohibition vorschlägt, gehe ich allerdings auch wieder nicht einig. Er verharrt diesbezüglich bei der hergebrachten Wissenschafts- und Obrigkeitsgläubigkeit und will das Feld den Spezialisten überlassen. Meiner Meinung nach gehört die schamanistische Tradition, die unauflöslich mit echter Spiritualität verbunden ist, wieder zurück in die Hände der Menschheit, die bezüglich beidem keine Mittler braucht. Denn genau das Schaffen solcher Autoritäten führt schliesslich weg vom gesunden Erkenntnisweg des spirituellen Suchens und über zum kranken Dogmatismus und Fideismus etablierter Religionen (oder Wissenschaften?).
Die Prohibition und der Krieg gegen die Drogen haben nicht in erster Linie die Funktion, die Menschen vom Sich-Berauschen abzuhalten, sondern dienen vor allem dem Zweck, uns auf einem unbedeutenden Nebengeleise beschäftigt zu halten, damit wir keine Energie dafür haben oder Lust dazu verspüren, die Konsequenzen aus dem spirituellen und weltverändernden Rausch der Halluzinogene und Empathogene zu ziehen.
Das Problem bezüglich der Spiritualität besteht natürlich genauso wie bezüglich der Wissenschaft darin, dass diese Disziplinen auch wieder zu „Religionen" im fideistischen oder dogmatischen Sinn verkommen können. Die Schwierigkeit, die wir zu überwinden haben, zeigt sich darin, wie man, wie jeder seine Redlichkeit überhaupt überprüfen kann, so dass er sich nicht wieder von Neuem etwas in die Tasche lügen wird. Auch Metzinger würde ich diesbezüglich nicht vollkommen trauen. Aber sein Hinweis auf Krishnamurtis Genauigkeit und Unbestechlichkeit soll uns hier genügen.

Wo ich Thomas Metzinger und dem gegenwärtigen Trend in der ganzen Wissenschaft und insbesondere in der Bewusstseins- und Geistesforschung sowie in den Neurowissenschaften überhaupt nicht folgen kann, ist die Verneinung des Geistes grundsätzlich. Da scheint es eine Spaltung zu geben, ein Missverständnis, das Einsicht in die Wirklichkeit der Einheit von Schöpfung und Schöpfer, von Beobachter und Beobachtetem, von Wille zur und Ergebnis von Selbstorganisation verhindert. Gerne würde ich dieses Thema mit derart intelligenten, wissenschaftlich gebildeten und ernsthaft interessierten Menschen wie ihm einmal diskutieren, um verstehen zu können, was die für mich offensichtliche Verschleierung der Wahrheit in diesem Punkt bewirkt.
Wenn Thomas Metzinger schreibt: *"Wir sind Ego-Maschinen, natürliche Informationsverarbeitungssysteme, die im Verlauf der biologischen Evolution auf diesem Planeten entstanden sind. ... Offensichtlich war der evolutionäre Vorgang, der unsere Körper, unsere Gehirne und unseren bewussten Geist erschaffen hat, keine zielgerichtete Kette von Ereignissen. Wir sind Genkopierer mit der Fähig-*

keit, bewusste Selbstmodelle zu entwickeln und grosse Gesellschaften zu bilden. ... Aber es gab keine Absicht hinter diesem Gesamtvorgang – er ist das Ergebnis blinder, aufwärtsgerichteter Selbstorganisation", lässt mich dies perplex zurück. Keine Absicht, aber aufwärtsgerichtete Selbstorganisation! Für mich gibt es da einen offensichtlichen Widerspruch. Selbstorganisation ist doch in sich eine ausgerichtete und universelle Absicht, ein Wille zum Überleben, zum Wachstum, zur Selektion des Geeigneteren.

Wenn Metzinger schreibt: *"Wenn der Vorgang, der die biologische Ego-Maschine erschaffen hat, durch so etwas wie eine Person [einen Gott] eingeleitet worden wäre, dann müsste man diese Person wohl als grausam, ja vielleicht sogar als teuflisch beschreiben. Alles sieht danach aus, dass wir niemals gefragt worden sind, ob wir existieren wollen, und wir werden auch niemals gefragt werden, ob wir sterben wollen oder ob wir bereit dazu sind. Insbesondere sind wir niemals gefragt worden, ob wir mit dieser Kombination von Genen und dieser Art von Körper leben wollen. Und schliesslich sind wir ganz gewiss niemals gefragt worden, ob wir mit dieser Art von Gehirn einschliesslich dieser ganz speziellen Art von Bewusstsein leben wollen. Eigentlich wäre es höchste Zeit für eine Rebellion. Doch alles, was wir bis jetzt wissen, deutet auf eine Schlussfolgerung hin, die einfach, aber für Wesen mit unserer geistigen Struktur nur schwer anzunehmen ist: Die Evolution ist einfach passiert – ohne Vorausschau in die Zukunft, zufällig, ohne Plan, ohne Richtung und ohne Ziel. Es gibt niemanden, den man verachten oder gegen den man rebellieren könnte – noch nicht einmal uns selbst"*, dann stimme ich ihm darin zwar ganz und gar zu, dass es keine Spaltung zwischen Schöpfer und Schöpfung gibt, keine Person oder ähnliches im Hintergrund, die das Ganze angestossen hätte. Aber ich erlebe es so, dass genau er diese Spaltung aufrechterhält, sie in seinem Denken nicht zu überwinden versteht. Wie käme er sonst dazu, gefragt werden oder sich beklagen zu wollen. Wenn wir selbst Teil dieses selbstorganisatorischen Prozesses sind, wieso sollten wir dazu in Widerspruch stehen? Natürlich ist die Evolution einfach passiert. Aber offensichtlich ist sie Geist, universelle Absicht und gerichtete Kraft. Allerdings nicht hinter ihr oder ausser ihr, sondern ihr eben inhärent.

Metzinger spricht von der Entzauberung des Selbst und der Welt und sieht die Gefahr auf uns zukommen, dass wir in der Folge schliesslich auch den Zauber – sprich: die Liebe – im Kontakt zu unseren Mitmenschen nicht mehr sehen könnten. *"Die Katze ist längst aus dem Sack:"*, fasst er zusammen. *"Wir sind Genkopierer, Bioroboter, die im Verlauf der Evolution auf einem einsamen Planeten in einem kalten und leeren physikalischen Universum entstanden sind. Wir haben ein Gehirn, aber keine unsterbliche Seele, und nach rund siebzig Jahren fällt der Vorhang. Es wird kein Leben nach dem Tod geben, keine Strafe und keine Belohnung, und letztlich ist jeder von uns allein."*

Geist und Liebe scheinen in der heutigen Philosophie und Wissenschaft einmal mehr verloren zu gehen. Kein Wunder, finde ich, wenn dabei aller Zauber aus dem Mysterium, das uns umgibt und das wir sind, zu entschwinden scheint. Steht dahinter das alte Autoritätsproblem mit einem Schöpfergott, den man zwar richtigerweise entthront und abgeschafft hat, dummerweise allerdings dabei vergessen hat, damit den Konflikt mit ihm auch zu begraben?

Zum Schluss noch eine Zusammenfassung in Sinnsprüchen, wie ich sie für die Ankündigung unseres Kongresses zum Thema Spiritualität und Psychotherapie zusammengestellt habe. Sie mögen die wichtigsten Punkte zur Frage „Was ist Spiritualität?" nochmals auflisten:

- Die Spiritualität beginnt im Becken.
- Selbsterkenntnis, auf der Echte Psychotherapie beruht, entfaltet sich ganz von selbst und natürlich in den Bereich von Spiritualität hinein, wenn sie ernsthaft betrieben wird.
- Unter Spiritualität verstehen wir eine Einstellung, die mit der Einsicht in das Wesen des Ungetrenntseins von allem zu tun hat.
- Spiritualität ist im Gegensatz zu etablierter Religion ursprüngliche, echte Religiosität, eine Haltung, die mit wissenschaftlichem Anspruch und erkenntnisorientierter Selbsterkenntnis (beziehungsweise Psychotherapie) Hand in Hand geht.
- Die spirituelle Praxis ist keine neue Methode, sondern besteht im Überwinden aller Methoden.
- Spirituell orientierte Menschen setzen auf Einsicht, nicht auf Glauben.
- Wenn uns Menschen etwas noch retten und wieder vereinen kann, wird es eine spirituelle Wissenschaft beziehungsweise eine säkularisierte Spiritualität sein.
- Die spirituelle Einstellung strebt nicht nur nach Einsicht, sondern auch nach einem ethischen Handeln aus dieser Einsicht.
- Auch wer spirituell ist, stirbt am Ende. (oder: Spiritualität schützt uns nicht vor dem Tod!)

Spiritualität beginnt im Becken – von Kasia Weidenbach

> Verschrien von den Menschen
> Als Scharlatan und Sexguru,
> Ist er doch tatsächlich vor allem
> Interessiert am Allerinnersten.
> Sex ist gar nicht eigentlich sein Thema,
> sondern die ganze Zeit schon
> das ihre.
> An nichts anderes denken sie.
>
> Sie leiden an ihren diesbezüglichen Neurosen,
> an ihrem diesbezüglichen Mangel und Gestörtsein.
> Um ihnen zu helfen,
> war die Beschäftigung mit Sexualität notwendig.
> Das Thema aber war, ist und bleibt
> schon immer das Allerinnerste.
> Sex beschäftigt ihn kaum.
>
> Obwohl ihm die Sexualität natürlich ein grosser Quell der Freude ist,
> erfüllt sie nicht sein Denken.
> Sie ist ihm ein Tun, nicht ein Gedanke.
> Ihre Kraft nutzt er, indem er sie aufsteigen lässt,
> um das Innerste von allem zu ergründen.
> Ihre Unschuld ist ihm Genuss.
>
> Samuel-Shri-Prem-Avinash-Gita

Wir haben eine Vision. Die Vision von Tantra, die Vision der Liebe und auch der Quantenphysik. Die Vision von Einheit, dass alles im Universum miteinander verbunden und aus demselben Stoff gewebt ist. Auf psycholytischen Reisen wird man manchmal dorthin mitgenommen in diesen Raum, in dem es kein Ich mehr gibt, sondern nur Einheit und unendliche Liebe. Dies ist wohl, bewusst oder unbewusst, unser aller tiefste Sehnsucht, da ankommen zu können. Doch unser Leben sieht meist anders aus. Wenn man uns Menschen zuschaut, sieht man vor allem Abgrenzung als vorherrschende Stimmung und als Lebensrealität.

Wie kann man nun den Weg finden von dem einen in den anderen Zustand? Welches sind die Voraussetzungen, die man in sich schaffen muss, von denen Samuel gesprochen hat?

Jeder, der sich bereits mit Spiritualität beschäftigt hat, wird das Konzept der Chakren oder Energiezentren kennen, durch die die Energie von unten aufsteigt, der Erleuchtung und dem Himmel entgegen. Doch was ist das für eine Energie und was macht sie aus? Wie lässt man sie aufsteigen? Was bedeutet das konkret für unser Leben und Handeln?

Ich möchte von Jesus sprechen. Ich bin katholisch aufgewachsen, und da gab es immer diese Bilder oder Figuren von Jesus mit dem erhobenen Zeigefinger. Ich hielt das lange für ein Symbol von Ermahnung und Strenge, bis ich verstand, dass die wahre Bedeutung des zeigenden Fingers eine andere ist: Er zeigt in den Himmel, zu Gott. Er erinnert uns daran, uns für die spirituelle Dimension zu öffnen.

Ich hatte einmal einen Traum. Ich träumte von Samuel und er zeigte mit dem Finger nach unten! Ich verstand unmittelbar, was er damit ausdrückte: Schau da hin! Schau ins Becken, zum Sex, werde dir darüber bewusst, kümmere dich darum! Ich verstehe das nicht nur als eine persönliche Aufforderung an mich, sondern dies ist eine der ganz wichtigen Botschaften, die wir hier bekommen haben, gewissermassen Samuels Vermächtnis, nämlich: Die Spiritualität beginnt im Becken! Und ich will hier sagen: Es ist wirklich so! Es gibt keine Erleuchtung ohne die befreite sexuelle Energie!
Diese Energie hat viele verschiedene Namen und die Geschichte ihres Weges nach oben durch das Energiesystem kann man auf unterschiedliche Arten erzählen. Ich werde hier den Weg der Selbsterkenntnis und der Echten Psychotherapie, wie ich ihn erlebt und verstanden habe, näher beschreiben. Und ich möchte euch einladen, den Fluss der Energie direkt zu fühlen, gemeinsam hier und jetzt auf diese Reise zu gehen.

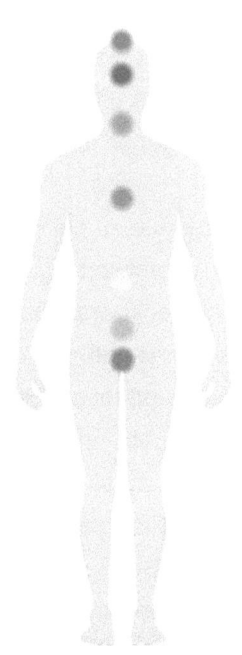

Hier zeige ich eine Abbildung des menschlichen Energiesystems, die verschiedenen Flüsse der Energie und die verschiedenen Ebenen. Ich werde etwas ausführlicher auf die unteren Ebenen eingehen, um die Basis zu bilden, auf der wir uns dann in der übrigen Zeit vor allem mit den oberen Zentren beschäftigen können, in denen es eigentlich um Spiritualität geht. Vor allem Sebastian wird morgen meinen Vortrag ergänzen und vervollständigen. Es beginnt mit Selbsterkenntnis, mit der genauen Beobachtung der Fakten und mit dem Fühlen. Ehrlichkeit ist unser Instrument.
Die psycholytischen Hilfsmittel können uns dabei unterstützen. Und wir erkennen, dass die einzige Energie, die wir haben, diejenige ist, die von unten aus der Wurzel in uns eintritt und zuerst als Lust im Becken spürbar wird. Etwas Schönes, Natürliches und etwas, das uns lebendig macht und zueinander zieht. Die einfachste Form der Liebe.

Es ist jedoch auch eine starke, wilde und urwüchsige Kraft, die uns Angst macht, weil wir sie nicht kontrollieren können. Deshalb ist sie in den meisten von uns nicht frei, sondern kontrolliert und dadurch blockiert. Die Kontrolle der sexuellen Energie und der Lebendigkeit hat eine jahrhundertealte Geschichte und sie hat vor allem mit Besitz und Macht zu tun. Dies kann man kollektiv in der Menschheitsgeschichte anschauen oder ganz persönlich bei sich. Man kann diese Energie fühlen, aber sie darf sich nicht in ihrer ganzen Wucht entfalten. Wir kontrollieren sie in uns selbst und ebenso in den anderen. Dies kann man anschauen, die tiefe Konditionierung darin erkennen und die Gewalt gegen das Leben sehen, die das beinhaltet. Und daraus folgt, dass man das lösen und diese Energie wieder zum Fliessen bringen will, weil man sieht, dass man sonst nicht wirklich lebendig ist, und vielleicht auch, weil man erkennt, dass man sich nicht mit anderen wirklich verbinden kann, kein echtes Mitgefühl zulassen und nicht eins sein kann, wenn das nicht gelöst ist.

Wichtig ist an diesem Punkt, die wahre Bedeutung dieser Dinge zu erkennen, dass Sex eben Energie ist und Beziehung eine Öffnung über mich hinaus in etwas Grösseres. Die Öffnung einer Zweierbeziehung in ein Feld von Beziehungen hinein ist nicht einfach eine andere Lebensform. Es ist eine erste Öffnung ins Grosse und ins Alleinstehen. Und in das Zudrittsein, das die Basis ist für Gemeinschaft und Platz macht für das Grosse in unserem Geist. Echtes Zudrittsein sprengt unsere Konditionierung, sprengt das Inzesttabu, das der Konditionierung zugrundeliegt. Dabei geht es um Freiheit. Um totale, innere Freiheit.

Befreiung auf der Ebene von Sexualität und Beziehung ist ein Sammeln von Kraft, ein Üben, lebendig zu sein und sich aus Mustern und Abhängigkeit zu lösen, doch das Eigentliche ist dann noch etwas anderes, viel Grösseres, ein Sprung ins Unbekannte. Und am Ende geht es um die Erfüllung dieser tiefen Sehnsucht nach Ankommen, von der wir gesprochen haben.

In der Welt findet ein Kampf statt, der Kampf zwischen Liebe und Angst, und unser Inneres ist das Schlachtfeld, auf dem dieser Kampf geführt und entschieden wird. Wir werden auch geprüft. Stehen wir ein für das Leben, für die Lebendigkeit? Stehen wir zur Liebe und sind wir bereit, den Preis zu zahlen, den das kostet?

Konkrete Aufgaben und Beziehungen sind der Prüfstein, an dem wir unsere Wirklichkeit erkennen können und an dem wir lernen und wachsen. Deshalb sind sie eine notwendige Basis für Spiritualität. Auch für befreite und erwachte Menschen ist das konkrete Bezogensein wichtig, als Anker, der sie nicht verlorengehen lässt im Universum.

Die sexuelle Energie zu befreien, indem man sich seine geheimen Wünsche eingesteht, dazu steht und dafür die Verantwortung übernimmt, geht einher mit der Befreiung des Willens und des Ausdrucks. Man entdeckt, was man will und was nicht, was einen lebendig macht, und lernt das auszudrücken. Das heisst natürlich auch, dass man die anderen, insbesondere seinen Partner, auch tun lässt, was er will und muss. Es geht dabei nicht nur um Sex, sondern um die Entdeckung des eigenen Wesens. Es geht um das Erwachen aller lebendigen Impulse und der Lebensfreude. Es geht darum, sich selbst zu sein. Dadurch wird die Sexualität eigentlich weniger wichtig. Jemand mit blockierter sexueller Energie hält sich hauptsächlich in diesem äusseren Bereich auf, ist also die ganze Zeit vor allem mit Sex und mit Gedanken beschäftigt. Wenn man die Sexualität befreit hat, wird all die Energie, die man vorher für die Kontrolle benötigt hat, frei und steht zur Verfügung.

Auch dieser erste Schritt muss schon von der Liebe geführt sein. Man folgt dem Fluss, man benutzt ihn nicht für egoistische Zwecke oder fürs Vergnügen. Die Befreiung ist für die Liebe und diese muss immer Vorrang haben, immer das Wichtigste sein, sonst führt der Weg nicht zu ihr. Dies kann man im Prozess der ehrlichen Selbsterkenntnis überprüfen und auch korrigieren.

Zu teilen, sich zu lieben, sich frei zu lassen sind Qualitäten der Liebe.

Dabei findet man heraus, wo Erfüllung, also das Ausleben mehr Liebe bringt und wo es den Verzicht braucht, weil man sonst auf eine falsche Spur gerät, die nicht in die Liebe führt. Dies herauszufinden, ist allerdings nicht immer einfach, weil wir in unserer Verwirrung und Konditionierung allzu oft die Dinge verwechseln. Aber mit der Zeit, wenn man wirklich danach sucht, wird man die Wahrheit entdecken.

Wenn die Energie des Beckens sich in einem befreit und in die Lebensfreude hinein explodiert, ist das sehr beglückend. Man fühlt sich frei, im Fluss und hat eine erste, grosse Angst, die Angst vor der sexuellen Kraft, überwunden und man meint, man sei angekommen. Doch in Wirklichkeit hat die Reise gerade erst begonnen.

Zu leuchten, wenn man gerade frisch verliebt ist und geliebt wird, ist auch schon eine kleine Erleuchtung. Auch zu leuchten im Stress des Alltags, wenn man verlassen wird oder Jahre in einer Gefängniszelle verbringt und am Ende leuchtend in den Tod geht – immer in diesem Zustand zu bleiben, darum geht es eigentlich.

Wie geht die Reise weiter? Was ist der nächste Schritt?
Erstens wird in diesem Prozess ganz natürlich die Verantwortung erwachen, die sich den Liebsten verpflichtet fühlt und bereit ist, alles, was dazugehört, ein Leben lang mitzutragen, auch alles Schwere und Schwierige. Und das Leben wird neue Aufgaben bringen, um weiter lernen zu können. Man wird zum einen konfrontiert durch die Freiheit der anderen, die auch tun, was sie wollen. Und zum anderen wird man bekämpft von der alten Geschichte, von denen, die deine Freiheit nicht ertragen können. Man wird verlassen, verraten und im Stich gelassen. All dies weckt, je nachdem, wo man in seiner Entwicklung steht, Gefühle. Die kontrollierenden, abwehrenden Gefühle, durch die man sich dann, indem man auf die Reaktion verzichtet, durcharbeiten muss in die tieferen Schichten, oder direkt die abgewehrten Gefühle. Alle Gefühle, die noch nicht integriert sind, kommen hoch und müssen genommen werden, bis die Einsamkeit ganz Platz hat. Das Leiden am Ausgeschlossensein oder Verlassenwerden ist letztlich der Frust darüber, dass man gerade niemanden hat, dem man diese unangenehmen Gefühle zuschieben kann. Das Fühlen des Schmerzes und das Annehmen der Gefühle bringt am Ende die Lösung.

Man wird wieder geprüft: Steht man zur Liebe, auch wenn man dann völlig alleine und im Regen steht? Denn wenn man frei sein will, ist man vor allem allein, man steht alleine. Und wenn die Liebe Platz haben soll, muss zuerst alles andere Platz haben, weil sie das Grösste ist.

Der Weg in die höheren Ebenen geht einher mit einem immer tieferen Alleinsein. Man lässt das Reich der Konditionierung, in der die meisten Menschen leben, immer weiter hinter sich. Paradoxerweise ist es gleichzeitig der Weg in ein immer tieferes Verbundensein und Einssein, ins immer Grössere, Umfassendere. Die Integration dieser Gefühle bringt einen Energieschub und ein Wachstum, das auf eine neue Ebene führt, ins Herz, ins Mitgefühl. Meistens will man das zuerst nicht. Wir sind so sehr auf die Gesetze des Willens fixiert, dass wir solche Gefühle als Niederlage erleben und möglichst loswerden wollen. Da braucht es dann die exakte Selbsterkenntnis und Wahrheitsliebe, eine innere Standhaftigkeit, vor allem auch die Einsicht, dass man es doch nicht ändern kann, und auch, dass es in Wirklichkeit genau umgekehrt ist: Wer siegt, hat verloren, wer das Verlorensein annimmt, gewinnt. Die Letzten werden die Ersten sein – hat Jesus schon gesagt.

Wer das Verlassensein nimmt, wächst daran, am Ende ist es seine Kraft. Wer die anderen erfolgreich ausschliesst und sich durchsetzt, hat, ohne es zu bemerken, in Wirklichkeit den Kampf gegen das eigene Ego, den der Krieger führen muss, verloren. Der tiefe innere Wandel geschieht an dem Punkt, an dem man das Ausgeschlossensein dem Mächtigsein freiwillig vorzieht. Der Wille gibt auf und wird still, stirbt am Sterbepunkt, weil man sieht und spürt, dass damit ein neuer, grosser Raum aufgeht, das Herz sich öffnet und darin liegt die einzige wahre Macht, keine Angst zu haben vor der Ohnmacht und dem Ausgeschlossensein. Liebe ist die einzige echte Macht.

Deshalb sind wir hier auch letztlich einverstanden mit dem Ausgelachtwerden und dem Ausgeschlossensein von der Gesellschaft. Wir haben diese Gefühle genommen und blühen im Ausgeschlossensein, denn wir wissen, dass dies der Platz der Liebe in unserer Welt ist.

Wie wäre es wohl in einer Welt voller Liebe, in der neuen Geschichte? All der Horror, den wir Menschen uns gegenseitig antun, wäre ja nicht nötig. Man könnte sich auch einfach lieben. Der Horror muss aber Platz haben, integriert sein, damit die Liebe kommen kann. So muss man wohl sagen, dass die Menschheit im Moment – und damit meine ich einen Zeitraum von Jahrhunderten – wohl genau das tut, was sie muss, um diese Ebene zu integrieren. Und dass man sich die neue Geschichte, in der wir das hinter uns gelassen haben würden, gar nicht wirklich denken kann. Sie wäre eben das völlig Neue, das Undenkbare. Eine Welt voller Liebe, in der wir den Horror nicht mehr brauchen, weil wir ihn integriert und darüber hinausgegangen sind. Da sind wir wohl noch lange, lange nicht. Persönlich ist es aber möglich, diese Schritte zu tun, die Evolution vorzubahnen.

Die Integration aller Gefühle und der tiefen Einsamkeit öffnet das Herz, die Liebe aber ist eine Energie, die von ausserhalb zu uns kommt. Wir können sie nicht rufen oder herstellen, auch nicht zu ihr gehen. Wir können uns nur bereit machen, gross und leer, damit sie zu uns kommen und uns erfüllen kann. Nur wenn wir nichts mehr wollen, bereit sind, mit allem zu sein so, wie es ist, kann sie kommen, und sie ist grösser als alles sonst, grösser als jeder Schmerz und jedes Gefühl. Sie ist die Gesamtenergie von allem.

Hier wartet noch einmal eine Prüfung. Wenn das Herz sich öffnet, muss man die ganze Welt hineinlassen, sie fühlen, und das bringt noch einmal ein erschreckendes Erwachen und eine tiefe Einsamkeit. Dem Erwachen ins Herz hinein folgt ein jahrelanges Weinen, weil man sieht, wie es sein könnte, aber nicht ist. Man hat sich aus seinem Käfig befreit und erkennt, dass man genauso eingesperrt ist wie vorher dadurch, dass alle anderen in ihren Käfigen sind. Dadurch erwacht Mitgefühl und die Absicht, alle für die Freiheit wecken zu wollen. Das Paradies auf Erden gibt es nur, wenn alle dabei sind!

Und am Ende wartet noch die Hoffnungslosigkeit. Es ist vielleicht einfach noch nicht reif. Die Menschen können oder wollen nicht oder noch nicht erwachen. Und dann bleibt nur eines: der Weg nach oben, in die Spiritualität, in die Freiheit, dorthin, wo das Menschliche nicht mehr wichtig ist. Den ganzen Weg muss man gehen, um alle Energie, die dort gebunden war, zu befreien, um dann am Ende loszulassen. Hier muss man sich der zweiten, grossen Angst stellen, der Angst vor dem Tod.

Auf der Ebene des Kopfes gilt das Gleiche wie im Herzen. Wir können die Voraussetzungen in uns schaffen, für Stille und Raum im Kopf sorgen, üben zu lauschen, die Gedanken anzuhalten, die ewige Beschäftigung mit uns selbst zu beenden, das Gehirn zur Wahrnehmung anstatt zum Denken zu benutzen. Ob und wann sich dann die Energie aus dem Himmel von oben durch den Kopf in uns hinein ergiesst, uns mit dem Heiligen, dem Wunder erfüllt, ist eine Gnade und liegt nicht in unserer Macht. Obwohl wir alles geben müssen, um vor das Tor zu kommen, müssen wir auch dieses Letzte annehmen, dass wir vielleicht nie dorthin eingeladen werden. Etwas zu wollen, ist immer noch eine Qualität des Selbst. Durch dieses Tor treten wir nicht ein, es nimmt uns mit, wenn wir nicht mehr sind. Wenn wir im Prozess der Selbsterkenntnis uns selbst vollkommen gesehen und erkannt haben, löst sich das Selbst auf. Dann ist nichts und das Nichts ist gleichzeitig Leere und Fülle.

Darüber, was dann ist, kann ich jetzt nicht viel sagen. Dieser Zustand entzieht sich auch den Worten, ist nur da, wenn ich nicht mehr bin. So wie im Herzen gilt: entweder Liebe oder Angst, gilt hier:

entweder ich oder das andere. Die beiden Zustände schliessen einander aus, können nicht gleichzeitig sein.

Ich möchte trotzdem versuchen, eine Ahnung davon zu vermitteln. Stell dir vor, alle deine Liebsten sind weg, du bist allein. Alle haben dich gerade verlassen. Und in einem Teil des Bewusstseins weisst du das. Hauptsächlich aber bist du erfüllt von den Regentropfen, die aufs Dach trommeln und den anderen Geräuschen der Nacht. Alle Gefühle und die Einsamkeit sind durchgearbeitet, sie haben Platz und sind jetzt nur noch Energie, die dich erfüllt. Du bist ganz wach und durchdrungen von Glück und einem Gefühl kostbarer Freiheit. Alles darf sein, wie es ist, und das macht dich frei. Wunderbares Alleinsein, Offensein, Lebendigsein. Alles scheint zu leuchten, alles ist beseelt und voller Schönheit. Im Kopf ist nur Stille und dieses wunderbare Gefühl von Weite. Und tiefe Einsicht in alles. In die Liebe hinein ist es ein Sterben und um in die Stille zu kommen, muss man sich dem Tod stellen. Doch wie soll man sterben, wenn man nie gelebt hat? Man kann nicht etwas loslassen, was man nie wirklich hatte. Man kann die Sexualität nicht überwinden. Man muss sie würdigen, ihr den entsprechenden Platz geben, der ihr zusteht. Dann ist sie etwas Wunderbares, ein Blühen, ein Ausdruck des Lebens, wie wenn das Universum sich selbst küsst. Aber eben nur ein Teil.

Ich halte diesen Vortrag deshalb am Anfang des Kongresses, weil dieses Thema die Basis ist, auf der man eine lebendige und echte Spiritualität aufbauen kann, und auch, um uns daran zu erinnern (oder auch mit dem Zeigefinger zu ermahnen), bei dem Thema Spiritualität das sinnliche und innige Zusammensein nicht zu vergessen. So ein Kongress, in dem man über drei Tage (und zwei Nächte) zusammen ist, lädt doch dazu ein, sich kennenzulernen, sich näher zu kommen, sich neu zu verlieben. Das wäre eine wunderbare Basis, um einen direkten Zugang zur Spiritualität zu bekommen, und nicht – was die Gefahr ist – nur theoretisch darüber zu reden und nachzudenken. Um wirklich in spirituelle Bereiche vordringen zu können, muss man zuerst gut für sich und seinen Körper sorgen können, ihn lieben und ihm das geben, was er braucht, um ihn dann wieder vergessen zu können. Zum Beispiel könnte man ja schauen, neben wem man gerne mal sitzen oder wen man gerne ansprechen möchte, und auch, was man sonst zusammen will, und es riskieren, das auch zu tun, üben, sich frei zu bewegen und seinen Impulsen zu folgen.

Spirituell sein bedeutet, alles reaktionslos geschehen zu lassen, auch sich selbst.
Was wäre das Nahe ohne das Ferne? Was wäre das Grosse ohne das Kleine? Was wäre die atemberaubende Unendlichkeit des Sternenhimmels ohne die Wärme eines geliebten Menschen, den man immer wieder findet? Was wäre die Schönheit der Blumen am Wegesrand ohne die mächtige Wucht des Schicksals, das uns auf dem Weg führt. Der Fluss der Energie geht in beide Richtungen. Die befreite Kraft des Beckens und des Willens drängt nach oben und öffnet das Herz und den Kopf für die Unendlichkeit. Die Erfahrung der Unendlichkeit wiederum weckt uns für die Schönheit des Lebens auf der Erde und für die Schönheit der ganz persönlichen und konkreten Liebe, die, befreit von Abhängigkeit, vom Duft der Ewigkeit durchdrungen ist.

So schliesst sich der Kreis. Es geht eben gar nicht um Sex. Auch wenn man schnell in diese Ecke geschoben wird, wenn man sich dafür interessiert und das Thema anspricht. Man wird sogar als Kaninchen bezeichnet. Oder als Sexguru. Aber in Wirklichkeit geht es gar nicht um Sex. Den Sex zu befreien, darin seine Wahrheit zu finden und zu leben, sei es nun Erfüllung oder Verzicht, bedeutet,

in den Fluss des Lebens zu springen und sich mitnehmen zu lassen davon. Sich an den Fluss der Liebe anzuschliessen, die durch alle Ebenen hindurch ins Grosse führt.
Nur darum geht es am Ende.

Lebendige Spiritualität – von Joshuan Nicolet

Hallo miteinander.
Ihr dürft es euch gerne bequem machen, euch ablegen oder einander in den Schoss legen und die Augen schliessen. Mein Vortrag ist ganz unfachlich und simpel. Ich will euch nur meine Gedanken erläutern und es gibt nichts zu sehen oder zu tun für euch. Meine Worte kommen am besten bei euch an, wenn ihr ganz entspannt seid, und ich entspanne mich dann wohl auch am besten und bin dann nicht mehr ganz so nervös ...

Spiritualität als Bestandteil des Lebens
Ich bin ein Kind dieser Gemeinschaft hier in Lüsslingen-Nennigkofen, der Kirschblütengemeinschaft, also ein direktes, reines und untrügliches Abbild für das, wofür sie steht, lebt und geht. Das hier sind meine Worte und somit bin ich es auch ganz alleine, ein selbstständiges Individuum, das hier seine ganz persönlichen Gedanken zum Besten gibt. Ich rede aus meiner Sicht, meiner Perspektive und erzähle von meinen eigenen Eindrücken und Gedanken und dies ist meine persönliche Meinung, nämlich dass ich ein Wesen bin, durch das die ganze Gemeinschaft hier, die ganze Welt, schlussendlich alles strahlt und wirkt.
Ich bin du und wir sind eins, mit allem verbunden und auf ewig ein untrennbares Ganzes. Das ist schon meine Kernaussage, das, was mir wichtig ist, euch nahe zu bringen, was für mich Spiritualität ist, mein persönlicher Ausdruck, meine Sprache für das, wovon alle reden, wovon alles handelt, die Natur flüstert und das, was Stille ist.
Spiritualität ist das Thema dieses Fachkongresses und lebendige Spiritualität war die Ankündigung für diesen Vortrag. Meines Erachtens ist Spiritualität das Fühlen und Wahrnehmen von Wirklichkeit, also das Brückenbauen zwischen dem Paradox des eigenständigen, beschränkten Egos zum ungeteilten All-Einen und diese beiden Pole als Mensch zu verstehen, zu interpretieren und im Leben umzusetzen, dieses ganze Chaos zu verstehen, das man hier auf der Welt und als Mensch antrifft, das Verbinden zweier komplett verschiedener Welten und das Wahrnehmen der grössten Wirklichkeit und diese ins Menschliche und Materiellen einfliessen zu lassen, zu beschreiben und schlussendlich darin zu leben.
Worte und Taten, also der Ausdruck des Menschen, sind individuell, eine eigene Interpretation, ein Teil einer paradiesischen Vielfalt der Schöpfung, die die Schönheit des Lebens und die Freuden daran ausmachen zum Beispiel durch Getrenntsein und wieder einen, Bewegung und sich an einen bestimmten Ort begeben können, Wachstum und Erlangen von Wissen und Fähigkeiten, Essen und Dinge zu sich nehmen, Sex machen und sich mit anderen Menschen verbinden zu können und – den schweren Umgang mit genau diesen Dingen durch das Getrenntsein vor der Tatsache und der grössten Wirklichkeit, dass alles eins ist und auch als Einziges Beständigkeit hat, hinter dem das alles vergeht und sich wandelt ...

Die Einheit ist unser Ursprung, der Ursprung von allem. Aus ihr kommt unsere Lebensenergie. Sie ist Liebe, aus der all unser Sein entspringt. Sie ist die Motivation und der Antrieb, der hinter allem Menschlichen steht, und sie ist der Tod und die Stille, die alles wieder eint, in die alles wieder zurückfällt und die doch auch nie ganz fassbar sein wird, nie definitiv beschrieben und erblickt werden kann und sich immer frei über alles Verstehen, Fassen und Beschreiben hinausbewegen wird.

Schlussendlich strebt alles nach der Liebe und dem Grössten und ist selbst Teil davon. Daher ist meiner Meinung nach jeder Mensch spirituell. Die Verbindung besteht zwangsläufig zu diesem Energiepool. Sie hält uns am Leben oder vielmehr bringt sie uns als aufblühendes Wunder ins Leben, speist uns und lässt uns im Verwelken wieder damit verschmelzen. Sie ist somit natürlich auch jederzeit Bestandteil von uns oder wir von ihr. Wir sind Kinder der universellen Liebe und damit die grösste Wirklichkeit selbst.

Wenn man als Mensch auf die Welt kommt, wächst das Ego heran, das uns zu etwas Eigenem macht und womit vielleicht einerseits die Aufgabe verbunden ist, uns wieder unseres Ursprungs bewusst zu werden, die höchste Wirklichkeit zu entdecken und zu erfahrenm und andererseits natürlich und ganz bestimmt auch, um etwas Eigenes zu sein, ich zu sein, eigene Schöpfung, die ganz eigene schöne und individuelle Blume in Gottes Garten und das Leben zu feiern; neu zu sein, eigen, über alles Vorherige hinausgehen, das Alte wiederholen oder auch einfach alles vergessen und noch einmal von vorne anfangen.

Ich nehme zwei Strömungen des menschlichen Seins wahr. Zum einen die unschuldige, unbewusste des Kindes, des Wachstums und des allmählichen Erwachens und einfachen Seins, die die gleiche Qualität aufweist, wie die der Erleuchtung, ausser dass Weisheit und Erleuchtung sich voll und ganz über sich und das Geschehen bewusst sind; zum anderen eine widersprüchliche, nur halb bewusste und daher im Kampf stehende, doch auch forschende oder vor allem suchende Strömung, die sich gegen das vermeintlich Fremde wendet und sein Selbst verteidigt, was jedoch nicht das Selbst ist, sondern nur das persönliche Ego. Dieses hält nur an sich selbst fest, stagniert, besteht auf sein beschränktes Ich und verleugnet das allumfassende Eine und Grosse. Dieses sehr menschliche Verhalten besteht auf die Angst, vertraut nichts und niemandem und nimmt nur sich wichtig. Das ist die menschliche Welt und ein Grossteil dessen, was sie ausmacht, um dies nur kurz anzuschneiden. Warum dies jedoch so ist oder so extrem, weiss ich nicht, ausser dass es wohl mit dem auf dem Weg streckenweise verirrten Sich-selbst-bewusst-Werdens, des unbewussten, unschuldigen Geschehens zu tun hat und dem damit einhergehenden persönlichen Willen sowei der Fähigkeit, selbst zu entscheiden und zu handeln. Wann diese Irritation begonnen hat und wieso sie überhaupt aufgetreten ist, weiss ich jedoch nicht – da dies ja eigentlich auch harmonisch gehen könnte.

Ich denke, dass es Teil der Evolution ist, da die Evolutionsspitze keine Führung hat, immer in die Ungewissheit geht, sich zum Teil manchmal verirrt und dies dann eben aus diesem Ausufern geboren wird, sich einfach zu wichtig nimmt und auch darauf beharrt, wichtig zu sein, eigen zu sein, darin jedoch nicht bezogen, sondern starr und stur. Menschen, die die Evolutionsspitze bilden, sich mit dem Leben und dem Fliessen der Energie bewegen, ihre Fähigkeiten und Voraussetzungen und auch ihren persönlichen Willen dafür einsetzen und aufbringen oder einfach weiter entwickelt sind, sind dadurch freier und haben die Aufgabe, die schwierige Bürde und den schönen Segen, das Verirrte zu halten, zu heilen und führen zu müssen, da es nur als Gemeinsames ein wirkliches Weiterkommen gibt und wir aufeinander angewiesen sind.

Aber es spielt ja auf das Grosse bezogen wiederum überhaupt keine Rolle, da beide Bestandteil von diesem sind und es dadurch auch einfach gut ist, so wie es ist und nur im Persönlichen, also im Gegensätzlichen zu Widerspruch führt.

Noch ein Gedanke dazu: Wenn alles eins ist, ist jeglicher Widerspruch und Widerstand ein Kampf des Egos gegen die letzte und höchste Wahrheit, von der es ja Bestandteil ist, und trägt damit also nur zur Bestätigung (also Stärkung) und Bewusstwerdung (also Evolution) bei, also zur Schöpfung ein und derselben immer komplexer werdenden Wirklichkeit und göttlichen Vielfalt. Darin ist alles wieder gleich, Bestandteil des einen Mysterienspiels und somit Teil der Evolution.

Zurück zu Gemeinschaft
Gemeinschaft ist das, was die Welt braucht – Liebe, Nächstenliebe, Mitgefühl, ein Gemeinsames, ein bewusstes Wieder-Zusammenfinden der in Individuen zerbröselten Einheit und Fördern von Spiritualität.
Die Menschheit hat sich von ihrem Ursprünglichen und Natürlichen entfernt und braucht Gemeinschaft, die sie hält, Liebe, ein Zuhause, in dem sie aufgehoben ist, heilen und genesen und ihr Innerstes, Intimstes wiederentdecken, zulassen und entfalten und über sich hinauswachsen kann. Wir müssen uns umeinander kümmern, uns voneinander inspirieren lassen, uns gegenseitig unter die Arme greifen, um an der Liebe, am Leben und an der vordersten Spitze der Evolution teilhaben zu können und gesund zu bleiben und zu werden. Ansonsten werden wir uns in immer kleinere Splitter spalten und am Ende von dem Grossen, Mächtigen und Mysteriösen, von der Natur und dem Leben selbst ganz abschneiden und erlöschen.

Ich hoffe, ihr könnt mit diesem Vortrag bis jetzt etwas anfangen, denn wie von mir behauptet, ist er ja ein Produkt gelebter Gemeinschaft, von dem es wiederum meiner Meinung nach, wie gerade erläutert, auf der Welt mangelt. Von Individuen, die ihr Ichbezogensein und Bestehen auf ein Problem lösen können, sich für das Ursprüngliche interessieren und dadurch dem Neuen öffnen und zur Verfügung stellen wollen, diejenigen, die die Notwendigkeit davon sehen und dafür gehen wollen und ihr ganzes Leben dem verschreiben und ihr höheres Selbst erkennen. Spiritualität bedarf der Auflösung der eigenen Geschichte und führt genau dazu: zum Erkennen des wahren Selbst.

Samuel, mein Vater, war einer der Menschen, der meiner Meinung nach das Mysterium des Lebens am konsequentesten und ernsthaftesten erforscht und ergründet hat, sich am ehrlichsten und weitesten auf die Suche nach seinem wahren Selbst und der absoluten Wirklichkeit gemacht hat, am stillsten dem überwältigenden Grossen entgegentreten konnte. Er hat sich mit dem Leben und Menschsein als Ganzes auseinandergesetzt, sich nicht nur auf einen Teilaspekt konzentriert und nichts grundlegend ausgeschlossen. Er war derjenige Mensch, den ich kannte, der am grössten darin war, unsere menschliche Beschränktheit, Unwissenheit und kleine Nichtigkeit einzugestehen und dem nicht ausweichen und entkommen zu wollen, dem mit leichtem und entspanntem Humor zu begegnen und frei davon zu werden. Sein Ausdruck, seine Sprache, sein Wesen und sein ganzes Leben waren klar, voller Harmonie, aus einem Guss und voll stiller Schönheit, was alles davon zeugte, dass er sich nicht gegen unsere wahre Natur sträubte, sondern diese annahm, sie ehrte, dankbar dafür war, etwas Schönes mit diesem Geschenk machen wollte und sich und sein Wesen mit all seinen Möglichkeiten als Instrument verstand, um mit unerschöpflicher Kreativität, leichtem Humor, absoluter Ehrlichkeit und unendlicher Liebe zum Nächsten und zum Leben die Schöpfung und das Mysterium zu unterstützen, die Evolution zu fördern und voranzutreiben und die Wirklichkeit durch ihn strahlen zu lassen.
Samuel – den Mann, Menschen, Lehrer, Guru und unseren Papa gibt es nicht mehr, er wird nie mehr sein, ist Vergangenheit und tot. Mögest du frei sein und fliegen ...

Spiritualität war die Brücke, die ihn mit dem Grossen verbunden hat, mit dem Einen, was ihn schon zu Lebzeiten im Glanze dessen erstrahlen liess. Nun hat er die Brücke überschritten. Der Tod hat ihn zu sich geholt. Er hat sich vollends in die Einheit und Gemeinschaft des Ganzen ergossen und den Körper und das Menschliche verloren. Er konnte sich ganz seiner Sehnsucht ergeben und ist nun zu Hause. Nun ist er alles. Alles ist eins. Wir sind eins und doch gefangen in unserem Körper, im irdischen materiellen Dasein. Individuen, die mit sich und dem Ganzen ringen und zu Lebzeiten als Ich nur die Spiritualität als Brücke haben, um in die Unendlichkeit und die Einheit einzutauchen und von dort in das Leben mitzunehmen, indem sie das Geschick erlernen, dies im Konkreten, Persönlichen und Getrennten mit Kreativität, Humor, Gelassenheit, Beharrlichkeit, Freude, Liebe und Unschuld Blüten treiben zu lassen, sich daran zu erfreuen, daran zu verzweifeln, sich wieder und wieder aufzuraffen und gemeinsam miteinander zu versuchen, das Paradies zu leben und Frieden und Harmonie auf die Erde zu bringen.

Eigentlich war ich recht scheu und unsicher, hier einen Vortrag zu halten, nur meine ganz persönlichen Gedanken zu äussern und zu etwas Wichtigem zu machen und es beschämt mich auch ein wenig, das Einfachste, Natürlichste und Grösste doch auch durch mein hier zwar ehrliches und wahrhaftiges Bemühen, zu etwas Kompliziertem und Engen zu machen.
Eigentlich habe ich auch nichts gesagt. Alles hebt sich ja wieder auf und ich komme zum Schluss, dass ich gar nichts weiss, es mir aber damit auch ganz gut geht. Daher auch meine Haupteinsicht und das Hinweisen auf Nichts, schlichte, friedliche, all-eine Stille, Selbstverantwortung und schöpferische Kreativität, um einander zu unterhalten und zu erfreuen.
...und Liebe natürlich.

Vielen Dank, das war's, es hat mir gefallen, euch davon zu erzählen.

Spiritualität in der Echten Psychotherapie – von Sebastian Weidenbach

„Der beste Dank eines Schülers an seinen Lehrer, der einzige vielleicht, besteht wohl darin, das zu leben, das offensichtlich in der Welt zu manifestieren, was ihm der Lehrer vermittelt hat ..."

Samuel Widmer

Wir haben den Titel unseres letzten Fachkongresses 2015 – Tantra in der Echten Psychotherapie? – bewusst mit einem Fragezeichen am Ende versehen, weil wir das Gefühl hatten, ansonsten zu konfrontierend zu sein; insbesondere für Aussenstehende, die sich vielleicht ein erstes Mal mit der Frage, welchen Zusammenhang diese beiden Themen oder Begriffe miteinander haben könnten, auseinandersetzten. Für dieses Mal haben wir entschieden, dass es keines Fragezeichens bedarf; wir fanden, Spiritualität mit Psychotherapie in einen eindeutigen Zusammenhang zu stellen, damit könne man hinstehen, ohne gleich allzuviele vor den Kopf zu stossen oder zu verschrecken.

Was haben die beiden, Spiritualität und Psychotherapie, im Sinne Echter Psychotherapie also miteinander zu tun? Dafür bedarf es natürlich wie immer zunächst einer Klärung oder Definition der Begrifflichkeiten, damit wir uns darüber einig sind, worüber wir uns eigentlich austauschen möchten. Danièle, Rahel und Joshuan haben gestern – und auch Samuels Vortrag – den ziemlich unscharf definierten Begriff Spiritualität schärfer umrissen und für uns quasi das Herzstück in der Beziehung der beiden herausgearbeitet, die unbestechliche, redliche und integre Absicht, die wir im Prozess der Selbsterkenntnis in uns finden, herausschälen und etablieren, der wir uns anschliessen und durch die wir uns führen lassen können. So wie es Samuel immer getan hat, sind sie für uns ins Herz unseres Kongressthemenpaares Psychotherapie und Spiritualität vorgedrungen und haben das Wesen in der Beziehung der beiden hervorgehoben.
Es ist diese unbeugsame und lautere Absicht in uns, die, letztendlich unerklärbar und mysteriös bleibend, sich herausschälen lässt auf dem Weg der Selbsterkenntnis, den Echte Psychotherapie zu beschreiten unterstützt, und die uns, wenn wir ihr treu bleiben, in diesem Prozess des Ehrlichseins mit uns und miteinander, bis ans Ende gehen lässt, wo er unweigerlich übergeht in eine spirituelle Dimension und wo wir, alles Ichhafte hinter uns lassend und über alle Gefühle hinausgehend, uns öffnen können für das Grosse, für das Gemeinsame und dabei im Sinne echter Religiosität wieder eingebunden, zurückgebunden werden in diesen Raum letzter Wirklichkeit.

Wir haben damit bereits ein wesentliches Merkmal Echter Psychotherapie, der wir uns im Folgenden näher zuwenden wollen – ihre Aufforderung: sei dir selbst ein Licht – herausgestellt, um denjenigen, die bisher noch keine oder nur wenig Erfahrung mit dem, was wir unter Echter Psychotherapie verstehen, gemacht haben, eine Vorstellung von ihr zu vermitteln und um auch Echte Psychotherapie zu definieren, denn ebenso wie Spiritualität ist auch Psychotherapie ein sehr unscharf definierter Begriff.
Mit der Gründung unserer Ärztegesellschaft Avanti haben wir uns entschieden, unser Verständnis von Psychotherapie als Echte Psychotherapie zu formulieren. Es ging uns dabei im Wesentlichen

nicht darum, uns abzugrenzen von anderen psychotherapeutischen Schulen und Verfahrensweisen; nach unserem Verständnis finden sich Echte Psychotherapeuten von allem Anfang an in sämtlichen Zweigen der mittlerweile weit entwickelten Methode. Sehr wohl aber ging es uns darum, uns, für jeden offensichtlich, zu positionieren gegenüber „gewöhnlicher" oder „angepasster" Psychotherapie, die sich von ihrem ursprünglichen, revolutionären Geist verabschiedet hat.

Echte Psychotherapie passt sich nicht an! Sie ist und bleibt eine Provokation, haben wir in unserem zum Gründungskongress 2013 vorgelegten Lehrbuch der Echten Psychotherapie gesagt, so wie Psychotherapie es von allem Anfang an war. Echte Psychotherapie ist subversiv, gefährlich für alles Bestehende, denn sie stellt alles Bewährte in Frage; sie kommt nie definitiv an. Sie sucht. Nicht die Provokation, sondern die Wahrheit als letzte Wirklichkeit hinter den Dingen. Aber Wahrheit provoziert und Echte Psychotherapie wird unbequem sein, solange wir mit Unwahrheit leben.

Zur Auseinandersetzung zwischen Echter und angepasster Psychotherapie, von der wir immer wieder auch angefeindet werden, ein kleiner Exkurs: Ein namhafter Vertreter des wissenschaftlichen Strangs der psycholytischen Psychotherapie hat kürzlich gegenüber zwei Vertreterinnen der in unserem Feld nachwachsenden (Therapeuten-)Generation als Antwort auf deren Aussage, nach ihrem Verständnis seien wir doch schliesslich alle Teil einer (psycholytischen) Bewegung, geäussert, es gäbe keine Bewegung. Er hat damit treffend die unterschiedlichen Sichtweisen zwischen den beiden mittlerweile etablierten Strängen – dem der anerkannten (weil angepassten), wissenschaftlichen psycholytischen Psychotherapie und dem der Echten Psychotherapie, der sich aus dem für ein Festhalten an ihrer ursprünglichen Authentizität eintretenden Teil der psycholytischen Bewegung, die mit der Gründung der Schweizerischen Ärztegesellschaft für Psycholytische Psychotherapie in den 1980er Jahren ihren Anfang nahm – aufgezeigt.

Was unser Vertreter nicht sehen kann (oder will), finden wir essenziell. Wir *sind* eine Bewegung; eine tantrisch-therapeutisch-spirituelle Bewegung. Das macht uns aus. Echte Psychotherapie ist eine Psychotherapie für eine neue Zeit, für eine neue Geschichte, kirschbaumblütenblätterweiss ... Daher kam und kommt sie nicht umhin, als Sekte zu beginnen, was zuerst unstimmig erscheint. Ihre Einbettung muss später erfolgen. Sie erfolgt genau durch die Mobbingauseinandersetzung, der sich unsere Bewegung seit ihren Anfängen ausgesetzt sieht und die unvermeidlich war und ist, wenn wir uns verändern wollen.

Wodurch unterscheidet sich Echte Psychotherapie von gewöhnlicher und was sind ihre Ziele? Es würde den Rahmen dieses Vortrags sprengen, diese Fragen umfassend zu behandeln, aber lasst uns doch ein paar prägnante und herausragende Charakteristika der Echten Psychotherapie stellvertretend zusammen betrachten, um denen, die unsere Schule noch nicht näher kennen, einen Eindruck, eine Orientierung zu vermitteln, sie weiter zu definieren und um den unbedingten oder zwingenden Zusammenhang von Echter Psychotherapie und Spiritualität aufzuzeigen.

Waren es ursprünglich insbesondere die psycholytischen Hilfsmittel, derer sich die Echte Psychotherapie bediente, weil sie sich, wie kaum ein anderes, dafür eigneten, Wahrheit ans Licht zu bringen, kam es im Laufe ihrer Entwicklung in den vergangenen zwanzig Jahren zu einer Ausweitung der Hilfsmittel. Echte Psychotherapie kennt heute die folgenden Mittel, die sie, je nach Indikation und Wunsch ihrer Klienten, zur Unterstützung des therapeutischen Prozesses in Anspruch nimmt:

- Psycholyse und die dazu gehörige Energiearbeit
- Tantra   > Dekonditionierung
- Gemeinschaftsbildung
- Körperarbeit
- Kriegerschulung
- Meditation und Negation   > Spiritualität
- Gemeinschaftsbildung

Wir ordnen die drei erstgenannten Hilfsmittel Psycholyse, Tantra und Gemeinschaftsbildung eher dem psychotherapeutischen Prozess in der Echten Psychotherapie zu. Im Wesentlichen geht es in dieser Phase des Prozesses um Dekonditionierung. das heisst, die Angst vor den Gefühlen zu verlieren, und um das Durcharbeiten dieser Gefühle, die durch Vergangenheitserfahrungen mit Angst besetzt sind, sowie der Teilaspekte, die verdrängt, abgespalten und projiziert wurden, in die sich das Ganze aufgesplittert hat (das heisst auch, die innere Erfahrung als oberste Autorität aufzugeben). Kriegerschulung, Meditation/Negation und die reiferen Phasen der Gemeinschaftsbildung werden eher der spirituellen Dimension oder dem spirituellen Erwachen zugeordnet, in die oder das der therapeutische Prozess kontinuierlich überführt. Die Trennung dieser beiden Ebenen, therapeutisch und spirituell, ist natürlicherweise unscharf. Beide Ebenen überlagern sich, existieren von Anfang an gleichzeitig und bilden eine Einheit. Nur wird die in gewisser Weise höhere (oder tiefere) Ebene der spirituellen Dimension meist überlagert von der Beziehungsebene, die sich im psychotherapeutischen Prozess zuerst aufdrängt und bearbeitet werden will.

Lasst uns dies kurz näher betrachten, indem wir uns nochmals dem Hilfsmittel Psycholyse zuwenden. Wir nehmen es in Anspruch, weil es bewirken (kann), was Echte Psychotherapie vor allem anstrebt: mit Wirklichkeit in Beziehung bringen. Psycholyse ist dafür bekannt, dass sie dabei unterstützt, Vergangenheit, die unbewältigt im Unterbewussten schlummert, ins Licht des Bewusstseins zu heben und über die damit verbundenen Gefühle, die im therapeutischen Prozess bearbeitet und schliesslich integriert werden können, der Auflösung zuzuführen. Sie bringt in Kontakt mit Wirklichkeit, indem wir uns unserer persönlichen und kollektiven Vergangenheit bewusst werden und uns damit aus der Bindung an sie lösen.

Viel weniger bekannt als dieser Aspekt des psycholytischen Prozesses, den wir Vergangenheitsorientierung nennen, ist die Zukunftsorientierung. Dies kommt wohl daher, dass sie sich erst dem reiferen Adepten auf diesem Weg offenbart. Sobald die Vergangenheit einmal überwunden ist, zeigt sich dem Forscher auf dem Gebiet des Bewusstseins, zu dem der ursprüngliche Patient sich zunehmend entwickelt, wenn er an einer ernsthaften und gründlichen Auseinandersetzung mit den Fragen, die sich ihm auf diesem Weg stellen, interessiert ist, immer deutlicher die Vision einer möglichen und besseren Zukunft. Hat er im Verlauf der Vergangenheitsbewältigung immer klarer die Tragik unseres menschlichen Zusammenlebens gesehen und ihre Zusammenhänge begriffen, unsere Unfähigkeit, Krieg, Konflikt, Konkurrenz, die alle mit dieser unbewältigten Geschichte zusammenhängen, hinter sich zu lassen, öffnet sich ihm nun der Blick auf unser atemberaubendes Potenzial, die Vision, die Echte Psychotherapie kennt, die sie beabsichtigt und auf die sie unaufhörlich hinweist: ein Leben in Liebe, ein Zusammenwirken in Harmonie und Frieden, ein Füreinander-Sorgen auf allen Ebenen des Seins. Diese Vision, anfänglich meist noch nicht sichtbar oder noch in weiter Ferne, scheint ihm immer mehr verwirklichbar, und er beginnt, sich darum zu kümmern. Psychotherapie geht an diesem Punkt ganz natürlich über in spirituelles Erwachen und damit Gemeinschaft. Gemeinschaft ist materialisierte, gelebte und verwirklichte Spiritualität. Der Therapeut wird, sofern er in diesem Prozess weiter als Begleiter gesucht wird, zum spirituellen Lehrer, der Patient wird zu seinem Schüler. Hat der bisherige Therapeut den Patienten in den früheren Phasen des therapeutischen Prozesses, auf die wir im Folgenden noch eingehen werden, mit Hilfe der ihm geeignet erscheinenden Mittel, zu deren Einsatz sein hippokratischer Eid ihn verpflichtet, darin begleitet, Vergangenheit aufzudecken und sich zu öffnen für die leidvolle, innere Wirklichkeit bezüglich des individuellen und kollektiven Seins, ihn damit ins Elend geführt und darin begleitet, dieses zu integrieren, ist es dem Forscher oder Sucher in dieser späteren Phase des Prozesses erlaubt, einen klareren Blick auf das Potenzial zu werfen, das er schliesslich ganz zu entfalten hofft. Er erkennt dabei, dass wirkliche Heilung nicht in der Bewältigung persönlicher Probleme gefunden wird, sondern im Erwachen für etwas Umfassenderes, in das hinein sein Ich mit all seinen ungelösten und unlösbaren Konflikten transzendiert. Er erkennt unsere Fähigkeit zu einer gerechteren Welt, einer weltweiten Group of all Leaders, in der jeder als Gleichwertiger seinen Platz findet, als unser Potenzial.

Echte Psychotherapie differenziert insgesamt vier Phasen, über die sich der gesamte Therapieprozess erstreckt; Phase I und II werden dem psychotherapeutischen Prozess zugeordnet, Phase III und IV der spirituellen Dimension. Lasst uns einen Blick auf diese Phasen werfen, auf das, was sie im Wesentlichen ausmacht, insbesondere auch, um die Rolle des Therapeuten in diesem Prozess zu beleuchten.

Phase I der Echten Psychotherapie zielt darauf ab, den Patienten verliebt zu machen. Dies geschieht ganz von selbst, sofern der Therapeut Liebe ausstrahlt. Tut er dies, muss er gar nichts tun, ausser aus seinem Wesen, seinem Kern heraus mit dem Patienten in Beziehung zu treten. Dies führt zwangsläufig dazu, dass der Patient beziehungsweise sein ungebändigtes Egomonster sich verliebt, weil es sich geliebt fühlt und nur so für eine Zusammenarbeit gewonnen werden kann. Kein vernünftiger Mensch würde dem Therapeuten ins Elend, in das dieser ihn führen muss, folgen. Es braucht diesen Köder, den der Therapeut auslegen kann, dass diese Willigkeit zustande kommt. Weil er sich Illusionen macht in seiner erwachenden Verliebtheit wird der Patient abhängig und bereit mitzugehen. Er lässt sich ins Elend, in sein Elend führen. Und wenn er dann merkt, worauf er sich da eingelassen hat, ist es zu spät, um umzukehren. Eine tragende Beziehung ist entstanden, in der dem Patienten sein Elend und das der Welt zugemutet werden kann, indem er eine wirkliche Bereitschaft in sich zu finden beginnt, darüber zu lernen. Darin, im Sich-Verlieben des Patienten, ist auch das Ziel der Therapie bereits angedeutet. Denn was er zu lernen hat, um heil zu werden, ist zu lieben. Indem er lernt, den Therapeuten zu lieben, indem seine Verliebtheit mit der Zeit zur Liebe geläutert und desillusioniert wird, lernt er zu lieben. Der Therapeut wird zum ersten Objekt dieser im Patienten befreiten Liebe, die sich dann von diesem Objekt lösen und in die Welt ausstrahlen kann. Natürlich verliebt sich der Therapeut in diesem Prozess auch in seinen Patienten. Er liebt ihn. Das ist immer gegenseitig. Genau darin liegt ja die Einladung für den Patienten: sich zu verlieben.

Nach Phase I, dem Verliebtmachen, kommt **Phase II** der Echten Psychotherapie, die Konfrontation. Die Beziehung zwischen Therapeut und Patient rückt ins Zentrum der Aufmerksamkeit, die Monsterseite, das Ego des Patienten tritt in eine Übertragungsbeziehung zum Therapeuten, die notgedrungen bearbeitet werden muss. Es ist dies der Beginn wirklicher Psychotherapie. Es ist weder der Therapeut noch der Klient, der darüber befindet, ob und wann dies geschieht. Plötzlich ist es da. Der Therapeut riskiert ein erstes Mal, dem Patienten den Spiegel hinzuhalten, ihm aufzuzeigen, wie er wirklich ist, nämlich kein Opfer, wie er sich und allen weismachen wollte, sondern ein Täter, ein Egomonster. Um dieses Egomonster in das Bewusstsein des Patienten zu heben, fördert der Therapeut nun ebenso mit allen Kräften die negative Übertragung. Er hat die positive Übertragung in jeder Weise gefördert – denn nichts anderes ist das Verliebtmachen – so lange, bis die Beziehung zwischen ihm und dem Patienten so solide wurde, dass auch die negative Übertragung darin Platz haben kann, in der die Täterseite des Patienten nun durchgearbeitet werden soll.

Phase II hat ein Gesetz. Das Zweite, was ein guter Therapeut können muss, wird hier von ihm gefordert. Er muss den Patienten nicht nur als Verliebten an sich binden können, er muss ihn jetzt auch mit seinen Schattenseiten konfrontieren, seinen Widerstand und seine Abwehr herausfordern und gelassen den Zorn des Patienten nehmen können, den dies hervorbringt. Er muss Zweifel und Misstrauen vom und Abwertung durch den Patienten ertragen können, ohne mit Gegenübertragung darauf zu reagieren, denn die Monsteregokräfte wehren sich nicht nur im Patienten, sondern auch im noch unerfahrenen Therapeuten gegen die weitere Erforschung der Wirklichkeit. Der unerfahrene Therapeut möchte für seinen Patienten der ewig Geliebte, Verehrte bleiben. Er gefällt sich in dieser Rolle und sieht nicht, dass er dem Patienten nur weiterhelfen kann, indem er ihm auch abgewehrtes Gegenüber sein kann.

Das Verliebtsein geht zu Ende, wurde als Illusion entlarvt. Es ist aber bereits so viel Vertrauen entstanden, dass der Patient höchstwahrscheinlich am Prozess dranbleibt. Bevor er die wirkliche, reife Liebe finden kann, muss er sich durch die Hölle seiner Egogefühle durcharbeiten. Die Abneigung gegen die Wirklichkeit zeigt sich an diesem Punkt im Patienten als Abwehr, als Widerstand, der bearbeitet werden muss, im Therapeuten allenfalls als Gegenübertragung auf diese Widerstände.

Die Übertragung beinhaltet nur zum Teil die Beziehungsmuster aus der persönlichen Geschichte des Patienten, die dieser in der Beziehung zum Therapeuten als Wiederauflage neu erleben muss, um sie zu verstehen: der Wiederholungszwang. Zum grösseren Teil geht es auch hier wieder in noch tiefere, existentielle Bereiche hinein. Übertragung beinhaltet vor allem auch die egozentrische Haltung des Patienten, die grundsätzliches menschliches Erbe ist und nichts mit persönlichen Traumata zu tun hat. Versteht man Übertragung nur aus der persönlichen Geschichte heraus, erlaubt man dem Patienten, sich endlos in der Opferhaltung zu suhlen, aus der er nie freiwillig kommen wird. Alle Menschen versuchen, den Täter in sich, das Egomonster zu beschönigen. Viel Bereitschaft zu exakter Selbsterkenntnis, um diese Barriere zu durchbrechen, muss in einem Menschen heranwachsen. Darum braucht der Patient hier auch Hilfe; darum braucht er Psychotherapie.

Phase II ist abgeschlossen, wenn alle Gefühle, alle negativen Übertragungen, alle eventuellen Gegenübertragungen, alle Widerstände im Wesentlichen durchgearbeitet sind. Der Patient, der sich am Anfang schnell entwickelte und grosse Schritte machte, stösst immer mehr auf eine Schwierigkeit, die er nicht sogleich überwinden kann. Er ist mit seinem Lebensthema in Berührung gekommen, über das er wahrscheinlich bis zu seinem Lebensende zu lernen haben wird. Der Therapeut hat ihn zu diesem Punkt geführt. Es ist gleichzeitig oft das Thema, mit dem die Menschheit kollektiv ringt, denn der Patient ist auch ein Kind seiner Zeit. Meist liegt es im Bereich der abgewehrten Gefühle. Immer wieder stösst der Patient auf Gefühle des Ausgeschlossenseins, der Hilflosigkeit, der Ohnmacht, denen er einfach noch nicht stillhalten kann, bei denen er ins Agieren gerät.

Ganz zwanglos und unmerklich geht Phase II in **Phase III** der Echten Psychotherapie über, ins eigentliche Lernen. Der Patient lernt in der Beziehung zum Therapeuten mit dem zu sein, was ist. Er lernt, Gefühle, insbesondere die abgewehrten, auszuhalten, sein Reagieren so weit zurückzunehmen, bis er alles mit seiner stillen Wahrnehmung begleiten kann, was innen und aussen geschieht. Er findet und etabliert zunehmend in sich den Zustand, den wir Meditation nennen.

Nicht reagieren. Aushalten, was ist. Still sein mit dem, was ist. Wirklich hinschauen. Exakt hinschauen. Hinter die schnelle Reaktion schauen, auf das eigentliche Gefühl. Still werden. Lernen, innerlich still zu sein. Ein stilles Gehirn zu haben, ein Gehirn, das nicht eine Denk- und Erinnerungsmaschine ist, sondern ein lebendiges Organ der Wahrnehmung und der sensitiven Empfindung.

Damit findet spirituelles Erwachen statt, die Entfaltung des Alleinseins und ins Alleinsein hinein – energetisch die Kopfebene – nachdem in den beiden ersten Phasen der Therapie in den unteren Zentren des Energiesystems Ordnung entstanden ist. Das heisst, dass die Sexualität frei und unkompliziert gelebt werden und sich ausdrücken kann, der Wille frei ist und seinen beschränkten Platz eingenommen hat, hingegeben ist ans Ganze, und dass Mitgefühl und Liebe im Herzen erwacht sind und ganz im Dienst von Gemeinschaft stehen.

In **Phase IV** stellt sich die Frage nach dem Abschluss der Therapie. Abschied, Trennung ist angesagt oder dann ein schicksalhaftes Erkennen eines gemeinsamen Weges. Nicht nur die Lehrer-Schüler-Ebene zeigt sich da als Möglichkeit, sondern auch ein gemeinsames Schicksal im Sinne von Zusammenarbeiten und Zusammenleben, von Gemeinschaft. Ob das Schicksal Abschied und Trennung bringt oder die Türe zu einem weiteren Weg zusammen aufstösst, bestimmt weder der Klient noch der Therapeut. Es ist das, was sie zusammen entdecken, wenn sie sich in Phase IV zum Abschluss der Psychotherapie der Wirklichkeit ihrer inzwischen von allen Übertragungen, Gegenübertragungen und Widerständen geläuterten Beziehung zuwenden. Es sind die grösseren Kräfte, die universelle Intelligenz, die an diesem Punkt definitiv zu leiten beginnt, denen wir uns nun bewusst hingeben können. Das illusionäre Verliebtsein hat sich zwischen Therapeut und Patient längst in eine reife, tiefe Liebe verwandelt, die auch Abschied nehmen wird, wenn dieser angesagt ist. Dem letzten Traurigsein wird darin Platz gegeben.

Lasst uns den Kreis schliessen und zurückkehren zu dem, was wir bereits am Anfang dieses Vortrags herausgestellt haben: die Wichtigkeit der Selbsterkenntnis. Lauschen wir hierfür noch einmal Samuels Worten, so wie wir es gestern zu Beginn unseres Kongresses und abends in diesem wunderbaren Film getan haben.

„*Selbsterkenntnis, ehrliche Selbsterkenntnis führt über die Auflösung des Selbst schliesslich zur Meditation. Selbsterkenntnis ist der Anfang von Meditation. Meditation ist die Stille eines Geistes, der Ordnung geschaffen hat und darum schweigen kann. Im Zustand der Meditation öffnet sich das Tor zur Liebe, zu diesem Wesen der Einheit, welches das ganze Universum in Gang hält. Das Tor zum Unerklärlichen. Dieses Pfingsterlebnis findet im Alleinsein der Meditation des Einzelnen statt. Dass es ein gemeinsames Erleben werden könnte, weil viele Einzelne dieselbe Tiefe berühren, im selben Augenblick mit derselben Intensität und Absicht dem Gleichen, dem Gemeinsamen zugewendet sind, wäre das Pfingstwunder. Möge es uns geschenkt werden.*"

Der magische Traum als konkreter Ausdruck von Spiritualität – von Danièle Nicolet Widmer

Ihr könnt euch hinliegen, wenn ihr wollt, denn ich halte eigentlich keinen Vortrag. Ich bin nicht so gescheit wie meine Vorgänger, die so Komplexes, Intensives vorgetragen haben, bin eher ein einfaches Wesen und werde mehr eine Meditation halten zu dem Thema, also könnt ihr euch ganz der Hitze ergeben und dem Mittag und dem Lauschen. Und wenn es geht, schon mal den Kopf öffnen, also die Energie des Universums in den Kopf lassen, weil das, was wir in der nächsten Stunde zusammen untersuchen wollen, der Raum ist, den ich gerne mit euch öffnen würde und den kann man nur betreten mit einem stillen Gehirn.

> Lege mir Wurzeln um die Füsse
> Und schlage sie tief in die Erde
> Damit der Sturm des Lebens mich nicht umwirft
> und so, dass mir der Boden nicht verloren geht,
> wenn ich weit und hoch fliege,
> über das hinaus worin ich einst gehalten war
> und woraus ich geboren wurde
> Ich lege dir Schwingen an den Rücken
> Breite du sie aus
> Und lege dich in die Stille der Nacht
> Lasse dem Ruf deines Herzens freien Lauf,
> damit es den Weg findet
> und ihm der Himmel nicht mehr verloren geht
> auch in der Enge des Gefordertseins nicht
> und nicht in der Härte dieser Welt
> Lege mir Wurzeln um die Füsse
> Ich lege dir Schwingen an den Rücken
> Damit unser Leben gross werden kann

Ich möchte euch etwas über das magische oder das spirituelle *Träumen* erzählen, damit euch vielleicht noch etwas klarer wird, warum in der Psychotherapie oder überhaupt im Leben dieser spirituelle Raum so wichtig ist, wofür er ist, wozu er einen einlädt, was die Aufgaben sind, die man empfängt, wenn man für diesen Raum erwacht.
Dass Spiritualität aus der angepassten Psychotherapie ausgeschlossen ist, hat meines Erachtens vor allem mit einem wichtigen Punkt zu tun: mit dem Tabu des Todes. Wie Kasia gestern gesagt hat: Um ein spirituelles Leben leben zu können oder um zu erwachen für den spirituellen Raum, muss man sterben.
Übliche Psychotherapie geht höchstens bis zum Sterben im Herzen. Ein bisschen Sterben im Herzen, ein bisschen die anderen reinlassen, ein bisschen Liebe reinlassen, aber immer noch sehr auf der Ebene des Persönlichen. Aber um wirklich diese grossen Räume kennenlernen, sich darin bewegen zu können, das zu sein, dieser Raum zu sein, wie wir es heute Morgen in der Gita gehört haben, dafür muss man den Tod in den Kopf, ins Gehirn lassen können. Man muss im Gehirn sterben

können, sich völlig auslöschen lassen und das ist ein grosses Tabu in der Welt, in der Menschheit und darum auch in der Psychotherapie. Aber wie soll ich eins sein können – das verstehe ich unter erwachter Spiritualität, eben das Einssein mit dem Ganzen – das Ganze sein können, wenn der Tod in mir nicht Platz hat?

Dieses Tabu um den Tod ist der Grund, warum letztlich Psychotherapie in der Tiefe keinen Erfolg hat, wenn sie sich dem nicht stellt. Es muss dann ein Drehen im Kreis bleiben, weil da etwas in einem sucht und nicht ankommen kann. Man sucht immer wieder auf derselben Ebene, in der persönlichen Geschichte, im Persönlichen, im Menschlichen und man findet den Eingang oder den Ausgang daraus nicht, den Eingang dann in diesen grossen Raum nicht, weil der eben durch das Sterben und die völlige Integration des Todes führt. Dieses Tabu zu benennen und da zusammen mit seinen Klienten und Schülern immer wieder durchzugehen, das ist unsere Verantwortung als echte Psychotherapeuten. Und auch in Gemeinschaft, im Leben, auch wenn man nicht Psychotherapeut oder spiritueller Lehrer ist, ist das die Aufgabe, die jeder Mensch hat, wenn er erwacht für diesen Raum, der hinter dem Tod liegt.

Manfred hat vorhin gesagt, das Spirituelle *Träumen* hätten uns die Toltekenkrieger um Don Juan vermittelt. Ich wurde damit konfrontiert oder kam damit in Berührung, als ich noch zu jung war, um Castaneda zu lesen. Ich weiss auch nicht, ob das, wovon ich spreche, genau dasselbe ist – ich denke schon. Es war für mich eine grosse Erleuchtung oder ein Wiedererkennen, ein Besserverstehen, als ich mit Ende zwanzig mit Castanedas Büchern in Kontakt kam, und vor allem habe ich mich dann nicht mehr so allein gefühlt damit; vorher war ich allein mit diesen Erfahrungen.
Diese Räume können nur ganz aufblühen, wenn man darin wieder ins Gemeinsame geht. Man findet zwar den Eingang allein, muss ganz allein sein, sich dem Tod stellen, sich auslöschen lassen, aber der Raum, der dann aufgeht, ist eben der Raum der Einheit und darin geht es wiederum um das Zusammensein mit allen und allem und in die Integration, in das materielle Leben ganz konkret.
Exakte Selbsterkenntnis und gute Psychotherapie bauen die Energie auf, die es braucht, um in diese Räume vorstossen und letztlich in diesen einen Raum vordringen zu können. Gleichzeitig ist es auch dieser Prozess, der die festgesetzte, konditionierte Energie in mir befreit. Ich werde im Laufe dieses Prozesses, wenn ich ihn exakt und ernsthaft führe, immer mehr zu einer freien Energie. Die Energie, die in mir ist, die ich bin, befreit sich immer mehr von aller Geschichte, von allen Mustern und aller Konditionierung, mit der Zeit auch vom Menschlichen, von der menschlichen Form, wie das die Krieger nennen, vor allem mit der Auseinandersetzung mit dem letzten grossen Tabu. Auf diesem psychotherapeutischen Weg mit der Integration des Todes ist sie dann so frei geworden, dass sie im Kopf dieses Tor aufstossen kann in diesen grossen, einen Raum.
Über das, was darin dann geschieht oder stattfindet, über diesen Raum des totalen Nichttuns kann man eigentlich nicht viel sagen, weil wir das sonst sofort wieder in Formen, Bilder und Ideen packen; man kann das eigentlich nur direkt erfahren. Und trotzdem, wenn man in diesem Raum unterwegs ist, merkt man immer mehr, dass man die Aufgabe hat, das in die Welt zu bringen, die Menschen dafür zu wecken, ihre Sehnsucht zu wecken nach dem, wohin wir eigentlich zusammen unterwegs sind, das, wofür – wie man dann immer mehr spürt – wir als Menschheit gedacht sind, das, was der Schöpfung inhärent ist, was Evolution hervorbringen will, was die Evolution *träumt*, also versucht man es dann doch, obwohl das, worüber man spricht, völlig über Worte und Denken hinausgeht.

Was wir magisches oder spirituelles *Träumen* nennen, ist, sich als freie Energie im Raum der Einheit zu bewegen jenseits von der Fixierung auf Zeit, jenseits von der Fixierung auf Körper, jenseits vom Begrenztsein auf das Menschliche. Es ist eine Dimension, die undenkbar ist, weil sie in unserem konditionierten Gehirn alle Grenzen sprengt, weil es das ist, was nach dem Tod kommt, was man nicht kennen, nicht wissen kann, wofür es keine Anleitung gibt. Es ist ein Raum von grosser Magie. Es ist ein Geheimnis. Man entdeckt es immer gerade wieder neu, ohne es ganz verstehen zu können, und man entdeckt im Laufe der Zeit ein bisschen, wenn man sich darin zu bewegen lernt, denn das ist ja ein endloser Raum, unbegrenzt, unendlich. Man würde sich nach tausend Jahren immer noch fühlen, als würde man erst von der Grenze her schauen können. Aber trotzdem entdeckt man im Laufe der Zeit auch Gesetzmässigkeiten, Aufgaben. Man begreift den tieferen Sinn davon, was das ist, was das soll, was die Schöpfung zusammenhält, die Evolution vorantreibt, indem Menschen, die eingeladen sind in diesen Raum, die Visionen, die Zukunft abholen können und ins Menschliche, in die Gemeinschaft zurückbringen, um eine Ausrichtung zu geben, um ein Locken zu pflanzen, um den Ruf immer wieder zu erneuern, der zwar immer da ist, aber den die Menschen immer wieder schnell verlieren, die Aufmerksamkeit dafür verlieren oder noch etwas oder jemanden brauchen, das oder der sie überhaupt dafür weckt.

Ich habe neben einer der Hauptqualitäten, dass man sich ganz persönlich in diesem Raum vor allem erholen und weiten, sich immer wieder durchtränken lassen kann von dieser Stille des Universums, von der universellen Intelligenz, von der Weite, vom Frieden und dass es einen nährt und die Kraft gibt, um seine Aufgaben in dieser Welt meistern zu können, drei Bereiche verstanden, um die wir uns zu kümmern haben.

Der erste Bereich, der für Gemeinschaft, für das aktuelle Zusammenleben sehr wichtig ist, ist das Überwinden der Fixierung darauf, dass Beziehung etwas Materielles ist, dass Beziehung abhängig ist davon, dass ich dich berühren kann, dass ich am selben Ort bin wie du. Beziehung ist etwas viel Tieferes, das letztlich unabhängig ist vom Körper, vom konkreten Raum. Ansonsten bin ich ja sehr begrenzt auf wenige Personen, mit denen ich im Alltag leben, mich verbinden, mit denen ich etwas aufbauen kann. Das ist letztlich immer noch das Alte, wie die Zweierbeziehung, wie die Kernfamilien. Das ist begrenzt. Die Welt braucht ein Erwachen dafür, dass wir eine Menschheit sind und dass der Fortbestand unserer Welt und der Erde davon abhängig ist, dass wir das nicht nur verstehen, sondern ganz konkret leben. Das heisst, dass wir ganz intensiv bezogen sind miteinander, untereinander, in Gemeinschaften, in Zellen, in Herzen, in Gehirnen, die weit über die Erde verteilt sind. Das ist die erste Aufgabe, die man hat: zueinander zu schauen. Je nachdem, wie bewusst man schon ist, wie weit man eingeladen ist, ist das mehr ein inneres Fühlen im Kopf, ein Erwachen für das gemeinsame Gehirn, für den Pfingstgeist. Aber das kann sich auch dahin entfalten, dass man die Energie vom Körper ablösen kann, dass man im Stille- oder Traumkörper zueinander reisen kann bis dahin, dass man im Energiekörper in Erscheinung tritt bei jemandem, der weit weg ist und dass man auf dieser Ebene zusammen sein kann, auch ganz konkret, wenn das gefordert ist. Man schaut zueinander. Man sorgt dafür, dass die Verbindungen untereinander frei sind, dass die Energie frei fliessen kann. Man hilft einander, indem man von seiner Seite her die Kanäle durchlässig macht. Man geht auch mal irgendwohin, ganz konkret – also im Traumkörper –, wo Unterstützung gebraucht ist. Man ist in der Welt unterwegs, wo die Einheit verloren gegangen ist, wo zu wenig Bewusstsein ist, wo es Erwachen braucht, wo jemand das Schicksal nicht tragen kann, das er gerade zu tragen hat. Man ist ein stiller Zeuge.

Man ist das Gewahrsein in allem, die Stille in allem, das Mitgefühl und steht immer überall für die Einheit, für das Nicht-Getrennte, sodass Erwachen und Heilung entstehen können.

Zitternd ein Blatt
Tanzend ein Halm
Silberfäden bewegt vom Wind
Verwoben zu einem magischen Netz
in dem sich Träume verfangen
Bist du es
Hängengeblieben im Geäst der Steineiche
In deren Schutz ich schlafe
Und dich zu mir rufe
Am Ende einer bewegten Nacht
In dich hinein falle ich
Zu mir hin weitest du dich
Verwoben ineinander und in den Ruf der Zukunft
Die sich weit draussen am Horizont erst als Morgenrot zaghaft zu zeigen beginnt
Wird unsere Kraft reichen, um den Vorhang beiseite zu schieben?
Und wird der Mut reichen
Nicht nur zu sehen
Die Einladung ins Neue
Sondern ihr zu folgen und das Andere zu sein

Die zweite Aufgabe, die jeder, der wirklich für diesen Raum erwacht, zugeteilt bekommt, ist, kollektive Vergangenheitsschuld auflösen zu helfen. Wie will die Evolution sich entfalten, wenn so viel Energie gebunden, so viel nicht geklärt, nicht genommen, nicht verziehen ist. Man sagt nicht selbst, wohin man gerufen ist, sondern das sagen einem die Kräfte des Ganzen, des Schicksals, des Universums. Es ist ein Geheimnis, wo man gerade in Situationen der Vergangenheit ganz tief hineingehen, das ganz verstehen und alles integrieren muss, was darin enthalten ist. Alles darf sein, was stattgefunden hat in der Vergangenheit und nicht integriert ist, als Energie nicht wieder frei geworden ist, weil die Gefühle darin nicht gefühlt wurden, weil die Situation nicht verstanden wurde, Wachheit gefehlt hat und Stille. Es kann sich alles Verfestigte nur wieder lösen, wenn es in Unschuld genommen und getragen ist; nur dann wird alles wieder als freie Energie zur Verfügung stehen. Darum werden sich Psychotherapie und Selbsterkenntnis im Kreis drehen, wenn sie nicht auf diese Ebene gehen und da mithelfen.

Jeder Klient, jeder Schüler, jeder Suchende bleibt begrenzt auf die aktuelle Möglichkeit des Menschseins, wenn er persönlich nicht darüber hinausgeht und einen Teil der Vergangenheitsschuld auf sich nehmen, in sich halten, stillen und verstehen und sie dadurch transformieren und befreien kann, wobei das eigentlich von alleine geschieht, wenn man ernsthaft unterwegs ist, sich allem stellt; dann kommt das von alleine ins Leben. Es nimmt einen mit, in den Nächten, in Meditationen, auf Reisen, plötzlich in alte Geschichten, die noch der Liebe und des Mitgefühls bedürfen.

Den dritten Bereich, den man in diesem Raum entdeckt als Gesetz oder auch als Aufgabe, hat mit der Zukunft zu tun. Der Eingang davon ist wieder am Übergang zum Persönlichen, wo es einem auch die persönliche Kraft gibt, um dieses Leben zu leben und sein Schicksal zu tragen. Hier geht es darum, zu entdecken, dass der Tod kein Ende ist, dass man darin lernen kann – auf dieser Ebene wie wir gerade hier, aber auch im Grossen beisammen zu sein. Das macht es auch einfacher, nicht so begrenzt zu sein auf das Hier. Das ist dann ein Raum, wo man spürt: man kommt daraus. Man ist hier in diesem Raum, wenn man es nicht vergisst, und man geht noch tiefer dort hinein. Da ist keine Grenze, keine Trennung. Man muss sich nur mehr öffnen für das, was da ist.

In diesem Raum übernimmt die Energie die Führung, die Absicht des Grossen; diese zieht einen in seine Aufgabe, in sein Schicksal, in die Aufgabe der Menschheit, ins Schicksal des Ganzen, in die Evolution. Es geht darum, sich darin bewegen zu lernen und für das Zusammenleben hier, für die Menschheit Visionen zu holen, in die Zukunft zu reisen, zu sehen, für was die Menschheit gedacht ist, und zu sehen, wie das gelebt werden kann. Das kennen wir hier nicht. Das gab es noch nie. Es ist ein Ganz-neu-Lernen. So wie auf der Beziehungsebene auch, wenn man sich zu öffnen beginnt für Gemeinschaft, für etwas Grösseres, was über Zweierbeziehung, über Ursprungsfamilie oder Kleinfamilie hinausgeht, muss man zuerst lernen, wie das geht. Wie lebt man wirklich zusammen?

In diesem Raum jenseits des Todes, in diesen magischen Träumen kann man das lernen. Man kann das aus der Zukunft holen. Ich weiss nicht, ob das allen so geht, es richtet sich vermutlich nach Schicksal, nach Einladung und wird dann möglich mit einem Kreis von Menschen auf der Traumebene, durch und durch ein Gefühl zu bekommen dafür, was entfaltetes Menschsein, so wie wir es uns heute in dieser Welt noch gar nicht vorstellen können, sein könnte, was es dafür braucht, wie sich das ausdrücken könnte, und dann diese Vision immer wieder zurückzubringen und als Kraft, als Ausrichtung zur Verfügung zu stellen, so dass man vielleicht im Leben, in einzelnen Beziehungen vielleicht sogar in einem Feld schon weitergehen kann, auch wenn die Welt ist, wie sie ist, und man die Menschheit nicht so schnell ändern kann, auch um trotzdem bereits darin aufgehoben zu sein, auch wenn das gerade nicht möglich oder noch begrenzt ist und sich hier nicht entfalten lässt, wenn man gerade sehr allein ist damit. Man ist schon in einer möglichen Zukunft der Menschen aufgehoben, je nachdem wie sie sich entscheiden und ob sie die Bedingungen schaffen, die es braucht, dass die Menschheit dahin wachsen kann. Auf jeden Fall aber kann man auf diese Art bereits die Zukunft der Schöpfung, der Evolution leben, darin genährt, aufgehoben und danach ausgerichtet sein. Man weiss schon, wohin der Weg geht und dass man unabhängig ist davon, was hier oder im Persönlichen geschieht, was im Ganzen geschieht. Mit „unabhängig" ist hier gemeint, dass man immer ausgerichtet ist auf die grösste Möglichkeit, die in uns angelegt ist. Ich verstehe es so, das dies das Geschenk der Schöpfung ist an diejenigen, die den Tod integriert haben.

> Als der Tag ein letztes Mal seine Wange an die Wange der Nacht schmiegte
> Bevor er sich sachte und leise zurückzog
> Glühte er noch einmal mit aller Kraft und Leidenschaft
> Legte seine ganze Zärtlichkeit in diesen kurzen Moment
> Da er sie so, so sehr liebte, die Nacht
> Die aus dem Nirgendwo, dem warmen Licht des prallen Nachmittags
> Geboren zu werden schien
> Und nur diesen einen Moment schien es zu geben
> Nur dieses Einssein jenseits von allem Vergehen und Sterben
> Von Geburt und Werden

Und an dieser Grenze zwischen dem Vergehenden und dem Werdenden
Stehe ich und warte auf dich
Um erneut den Flug zu wagen
Diesmal vielleicht mit dir zusammen
Auch wenn die Kollision mit der Unendlichkeit heftig war letzthin
Und in mir die Frage aufwarf
Ob diese Begegnung nicht zu gewaltig war
Und zu gefährlich für mich
Doch wie könnte man sich der Einladung verweigern, wenn sie da ist
Wie könnte man nicht mitgehen wollen in die Freiheit von allem Menschlichen
So schmiege ich meine Wange an die Deine
Halte mich an der Wärme, an der Innigkeit zwischen uns fest
So dass sie zum Anker werden kann
Wenn ich in der Mitte der Nacht aufbrechen werde ins Unbekannte
Für dich leben will ich
Und für dich Sterben würde ich
ohne Frage, ohne Zweifel
Doch aufzuerstehen mit dir im Ganzen und in der Freiheit
Das wird das Grösste sein

Spirituelle Krisen – von Anne Lehnerer

Mit dem Begriff „Spirituelle Krisen" wird aktuell ein sehr komplexes Forschungs- und Arbeitsgebiet umschrieben, dem man sich aus unterschiedlichen Richtungen, auf unterschiedliche Aspekte eingehend, annähern kann. Ich habe mal versucht, das für mich Wesentliche herauszugreifen und zu umreissen.

Viele würden den Begriff „Sinnkrise" vielleicht synonym für Spirituelle Krise verwenden für Zeiten, in denen mein Bild von der Welt und mir in ihr infrage gestellt wird durch Situationen, die mit äusseren Veränderungen einhergehen und uns dann auch und vor allem im Inneren durcheinanderbringen. In diesen Situationen und Prozessen gewonnene Einsichten brechen das Alte auf, rütteln an der alten Struktur und bringen diese ggf. zum Einsturz. Das ist ein oftmals schmerzhafter Prozess, der zu heftigen inneren Konflikten führen kann, zu massiver Anspannung, die sich dann zum Beispiel in einer Psychose oder anderen psychischen Störungsbildern ausdrücken kann.

Wem ich es vom Energiesystemmodell her anschaue, treffe ich im Selbsterkenntnisprozess zunächst mal auf die Blockaden und Muster, die das freie Fliessen der Energie verhindern. Im Rahmen der Auseinandersetzung mit diesen Blockaden kann es zu krisenhaften Zuständen kommen, Krisen auf dem Weg der Öffnung meines Seins in ein umfassenderes, über mich selbst hinausgehendes Ganzes, eine Öffnung für die Wahrnehmung des Geistes hinter allen Dingen und in mir selbst.

Der Begriff Spirituelle Krise geht aber in seiner ursprünglichen Prägung durch Stanislav und Cristina Grof, die dazu ein Buch herausgegeben haben (1991, Spirituelle Krisen), noch darüber hinaus. Ein wesentliches Anliegen war den Grofs ausserdem die Entpathologisierung eines veränderten Bewusstseinszustandes und die Entwicklung und Implementierung von angemessenen Formen der Begleitung und Behandlung.

Grof & Grof, 1990, Spirituelle Krisen
Problematische Phase innerhalb eines transformativen Entwicklungsprozesses: Bei der spirituellen Krise handelt es sich um Episoden krisenhafter, veränderter Bewusstseinszustände, die insbesondere um transpersonale und spirituelle Themen kreisen. Es handelt sich um einen heilsamen Selbstreinigungsprozess der Psyche, der darauf abzielt, diese von entwicklungshemmenden und pathologischen Eindrücken und Mustern aus verschiedenen Schichten des Unterbewussten zu befreien. Es ist auch ein spiritueller Öffnungsprozess, eine transformative Wachstumskrise im Verlauf der menschlichen Entwicklung, die auf eine umfassendere Ganzheit und auf transpersonale Ebenen der Bewusstseinsentwicklung ausgerichtet ist.

Ausgangspunkt der Forschung Grofs waren holotrope Zustände, hervorgerufen durch zum Beispiel holotropes Atmen, psychotrope Substanzen (Psycholyse), körper- und psychotherapeutische Methoden der experimentellen Selbstexploration sowie spirituelle Praktiken. Diese Methoden wiederum bergen das Potenzial, spirituelle Krisen hervorzurufen.

Seit der Postulation des Begriffs der Spirituellen Krise durch die Grofs gibt es ein wachsendes wissenschaftliches Interesse an der Erforschung von Spiritualität und spirituellen Krisen, bis dato jedoch kein Modell und keine Definition, die eine breitere Akzeptanz finden. Auch ist die Differentialdiagnose zur spirituellen Krise aufgrund der starken Überschneidungen mit Symptomen konventioneller Störungsbilder, insbesondere dem der Psychose, schwierig. Obwohl die Auseinandersetzung mit dem Thema Spiritualität und Spirituelle Krisen in den letzten Jahrzehnten auch in der akademischen

Psychologie und etablierten Gesundheitsversorgung mehr zum Tragen kommt, ist der Alltag in den psychiatrischen Kliniken doch noch sehr geprägt von einem biomedizinischen Krankheitsmodell und was Spiritualität angeht, herrscht bei vielen Kollegen die Überzeugung, es handele sich dabei um irgendeinen esoterischen Hokuspokus, der amüsiert belächelt und abgetan wird. Es wird immer noch häufig von einer ausschliesslich physikalisch-materiellen Realität ausgegangen und alles, was sich nicht aus dieser heraus erklären lässt, wird als pathologisch definiert. Aber man beginnt eben auch, sich wissenschaftlich-methodisch akademisch-psychologisch anzunähern, und in diesem Rahmen versucht man erst einmal, diese zwei Begrifflichkeiten, die Spirituelle Krise und die Psychose, zu definieren und anhand bestimmter Kriterien voneinander zu unterscheiden.

Am ehesten geht man von einem Kontinuum aus mit rein psychotischen Zuständen an dem einen und rein spirituellen an dem anderen Ende mit dazwischen vielen Abstufungen. Eine dieser Abstufungen wäre zum Beispiel die Spirituelle Krise mit psychotischen Merkmalen und diese kann ich anhand dem Vorliegen verschiedener Kriterien identifizieren (bezogen auf ein positives „Outcome" bei Verzicht auf antipsychotische Medikamente). Da wäre zum einen, dass sich Kognition und Sprache thematisch auf spirituelle Erfahrungen beziehen, und zum anderen feststellbare positive Indikatoren. Diese Indikatoren sind ein gutes Funktionsniveau vor der Episode mit fehlenden vorherigen psychotischen Episoden, akuter Beginn der Symptome (weniger als drei Monate), Auslösesituationen wie belastende Ereignisse im direkten Vorfeld (auch spirituelle Praktiken), eine positive und Interessierte Haltung gegenüber der Erfahrung als bedeutsam sowie keine konzeptuelle Desorganisation wie formale Denkstörungen. Ausserdem gelten als wesentliches Unterscheidungsmerkmal zu gewöhnlichen Psychosen die Überschneidung mit mystischen Erfahrungen (Ekstase, Wahrnehmungsveränderung, Gefühl, neues Wissen zu besitzen, Wahnideen mit mythologischen Bezügen, kein Begriffszerfall) und ein geringes Risiko für Selbst- oder Fremdgefährdung.

Insgesamt gibt es einige Stimmen im Forschungsumfeld der Spirituellen Krise, die unabhängig von der Differenzierung zwischen Psychose und Spiritueller Krise dafür plädieren, grundsätzlich in der Behandlung von Psychosen deren ideellen und affektiven Gehalt mehr Raum zu geben in Form von zusätzlichen Gesprächen, der Suche nach zugrundeliegenden Mustern sowie der Bearbeitung des auftauchenden Materials. Sie plädieren also letztendlich dafür, davon auszugehen, dass die psychotischen Inhalte, das psychotische Zustandsbild mehr ist als ein zufälliges Nebenprodukt eines dysfunktionalen Gehirns, das man durch antipsychotische Medikamente schnellstmöglich unterdrücken muss.

Phasen spiritueller Krisen

In Ergebnissen qualitativer Studien zu Spirituellen Krisen konnte man typische Phasen in krisenhaften Verläufen des spirituellen Erwachens beobachten:

Existentielle Krisen vor dem spirituellen Erwachen (Unzufriedenheit, Müdigkeit, Leere, Suche, fehlende Sinnhaftigkeit): Dies sind Krisen während des spirituellen Erwachens. In dieser Phase kommt es vor allem aufgrund von Unaufgeräumtheit in den Betroffenen zu Problemen. Es findet eine Konfrontation mit dem Ungelösten in sich statt (z. B. Ich-Inflation, unkontrollierte emotionale Ausbrüche, Rückzug aus dem Alltag, der nun als banal abgewertet wird).*Krisen nach dem spirituellen Erwachen:* Integration ((Wahrträume, automatisches Schreiben oder Malen, die Fähigkeit, in die Zukunft zu sehen, ungewohnte Körperempfindungen etc.) Diese Erfahrungen führten aufgrund ihres unvorhergesehenen Auftretens und weil es oft keinen Rahmen gab, diese einzuordnen, zu Erschütterung, Angst und Zweifel, normal zu sein. Weitere Ursachen für Schwierigkeiten bei der Integration sind neben mangelnden Gesprächsmöglichkeiten auch die starke Sehnsucht danach, die ursprüngliche Erfahrung zu wiederholen. Erst mit der Akzeptanz, dass solche Erfahrungen spontan auftreten und nicht gemacht werden können, konnte eine Haltung des Geschehenlassens und der Ruhe heranreifen. Hier kamen auch verstärkt vorbestehende Persönlichkeitsmuster zum Tragen, sodass es notwendig wurde, sich verstärkt mit den eigenen Schattenaspekten auseinanderzusetzen. Sehr häufig folgte eine Psychotherapie im Anschluss an die Krise.

Krise der Integration (nach Heise): Die Ausprägung ist abhängig von einem mehr oder weniger fragilen Strukturniveau mit entsprechend mehr oder weniger Integrationsfähigkeiten. Acht der Teilnehmer wurden aufgrund einer psychotischen Episode im Rahmen des Geschehens in eine psychiatrische Klinik eingewiesen und sie erlebten dies als belastend. Besonders schlimm war für sie, dass ihnen dort niemand zuhörte und sie sich mit ihrer Erfahrung allein gelassen fühlten. Einige berichteten von einem Absturz in eine depressive Phase nach Gabe von hohen Dosen Neuroleptika sowie dem Erleben, sich isoliert und abgeschnitten zu fühlen. Empfindungen von Todesangst im Zusammenhang mit der psychiatrischen Hospitalisation wurden beschrieben.

Insgesamt wird die grundlegende Fähigkeit des Menschen zur tiefen Wandlung und Transformation deutlich. Die Autoren beschreiben ausserdem den initiatorischen Charakter, den die Krise für die nachhaltige Entwicklung eines Bezugs zum Transzendenten hat. Nicht zuletzt wird als wesentliches Gelingen des spirituellen Erwachens die Fähigkeit zur Integration genannt.

Was bedeutet das für meinen klinischen Alltag?
Man muss natürlich sehen, dass die Ausprägung der Spirituellen Krise sehr variieren kann und nur schwerste krisenhafte Zustände eine Hospitalisation nötig machen. Wie ich vorhin schon sagte, findet sich jedoch in der Klinik, im klinischen Alltag, in der Regel gar nicht der Raum, in dem eine Offenheit für spirituelle Themen oder derartige krisenhafte Zustände gegeben ist. Grundsätzlich bräuchte es zum einen, um die Diskussion und Auseinandersetzung anzuregen, zumindest mal die Möglichkeit der Annahme, dass es eine für unser Dasein relevante Wirklichkeit jenseits materiellphysikalischer Realitäten gibt, und zum anderen das Wissen darum, dass es in der bewusstseinsmässigen Entwicklung des Menschen Krisen geben kann und sogar muss und dass diesen Krisen ein enormes Heilungs- und Wachstumspotenzial innewohnt, auch wenn diese primär als schwierig und erschreckend erlebt werden, wie es schon die Grofs als Anliegen formuliert haben, die Entpathologisierung dieser Zustände. Wenn man sich das klar macht, wird deutlich, dass ein vorschnelles und unkritisches Versehen dieser Zustände mit pathologischen Etiketten, aber auch der unkritische Umgang mit diversen unterdrückenden Massnahmen wie z. B. hochdosierte Neuroleptika-Therapie diesen Prozess stark beeinträchtigen und er so gar kein heilsames Potenzial entfalten kann. Ausserdem müsste eine entsprechende Weiterbildung zu diesem Thema und das Vermitteln von Kenntnissen über psycho-spirituelle Entwicklung in psychotherapeutischen Ausbildungscurricula implementiert werden, was bisher in der Ausbildung völlig fehlt.

Aus biomedizinischer Sicht, die ein krisenhaftes Erleben auf Transmitterstörungen im Gehirn reduziert, gibt es Spiritualität gar nicht. Die akademisch-psychologische Sichtweise nähert sich dem Thema methodisch-wissenschaftlich, also objektiv und theoretisch. Mir haben in der Literatur zum Thema am besten die qualitativen Studien gefallen, in denen Menschen aus ihrer ganz persönlichen

Sicht und Erfahrung von spirituellen Krisen berichten. Das ganz individuelle Erleben steht im Vordergrund und es wird spürbar, dass die Auseinandersetzung von innen und ganz persönlich stattfinden muss. Die echte Psychotherapie, die auf der Basis von Selbsterkenntnis und Liebesfähigkeit des Therapeuten beruht, nähert sich dem Thema Spiritualität auf diese Weise.

Ich sehe und verstehe den Menschen und dessen krisenhaftes Erleben, dessen Störung als mehr als eine Transmitterstörung und Nebenprodukt eines dysfunktionalen Gehirns. Und ich sehe im Prozess des spirituellen Erwachens auch mehr, als ich methodisch-wissenschaftlich erfassen kann, sondern ich erkenne die dadurch eben nicht zu erfassende Dimension, die ich nur durch Erleben, Erfahrung, Erkenntnis auf einer anderen, zuerst ganz persönlichen Ebene und dann, gleichzeitig darüber hinausgehend, als Erfahrung des All-Einen, des Ganzen erfahren kann. Das heisst, ich wende mich dem Menschen zu, interessiere mich für ihn, ganz persönlich. Ich will wissen, wer du bist, so wie ich im Prozess der Selbsterkenntnis auf dem Weg durch mein Energiesystem wissen will, wer ich wirklich bin; wer ich, ganz wesenhaft, bin. Ich versuche, den Raum zu öffnen und offen zu halten für das, was ist, und das sind in erster Linie mal alle abwehrenden und abgewehrten Gefühle, im anderen und in mir. Auf der individuellen Ebene ist der Mensch in der Krise (die wir so gerne klassifizieren und pathologisieren, um klar zu machen, dass nicht wir es sind, die krank sind) in der Bewusstwerdung seines Wesens und Seins schwierigen Gefühlen ausgesetzt (die er nicht haben will). In der echten Psychotherapie bin ich mir immer gewahr, dass wir uns alle, die Menschheit als Ganzes – also auch das System Psychiatrie – in einer spirituellen Krise befinden. Auch hier sind wir gesamthaft als Menschheit vor allem mit den Gefühlen von Angst, Schmerz, Verlassensein, Einsamkeit und Ohnmacht konfrontiert, die es zuerst zu integrieren gilt.

Die Vision ist, in ein anderes Verständnis vom Leben, in die Magie eines Lebens zu finden, dass sich der Führung der einen grossen, alles einenden Kraft, der Liebe angeschlossen hat und aus der heraus sich eine lebendige Spiritualität ganz von selbst entfaltet.

Krishnamurtis Einfluss auf eine befreiende Psychotherapie – von Manfred Dreier und Beate Damasky

Teil 1 – Manfred Dreier

Eine ganz kurze Geschichte der Psychotherapie

Die moderne Psychotherapie fand ihren Anfang als ärztliche Disziplin in der Mitte des 19. Jahrhunderts. Jean-Martin Charcot war Neurologe; er forschte an psychischen Ursachen von körperlichen Symptomen wie Lähmungen, Krampfanfällen, Blindheit oder Ohnmacht bei Patienten, bei denen keine zugrunde liegende körperliche Erkrankung festgestellt werden konnte. Zwei seiner Schüler, Pierre Janet und Sigmund Freud, entwickelten Behandlungstechniken für diese psychisch bedingten Störungen. Janet prägte den Begriff des Unterbewusstseins und stellte darauf basierend ein erstes Modell der Dissoziation auf. Die von Janet und Freud angewandten Behandlungstechniken waren die Hypnose, die Katharsis und die freie Assoziation, aus der später die Technik der Psychoanalyse hervorging.

Die Psychoanalyse ortete im Unterbewusstsein Kräfte, sogenannte Triebe, die oft im Widerspruch zu den Absichten und Handlungen des Verstandes stehen. Das Offenlegen dieser Triebe war mit Tabus behaftet. Wenn es gelang, die Tabus aufzulösen, kamen dahinter meist Verletzungen zum Vorschein und dahinter wiederum unschuldige, kindliche Sehnsüchte. Die Psychoanalyse war für die Befreiung des menschlichen Geistes sehr erfolgreich, so sehr sogar, dass sie bald als Gefahr für die Kultur und für die bestehenden Machtverhältnisse wahrgenommen wurde. Neben den Erfahrungen mit den primären Bezugspersonen in früher Kindheit wurden in der Folge auch die vorherrschende Sexualmoral und gesellschaftliche Zwänge als wichtige Auslöser neurotischer Entwicklungen erkannt. In Analytikerkreisen wurde deshalb offen diskutiert, wie man den weit verbreiteten Neurosen Einhalt gebieten könne. Alsbald wurde gefordert, die Psychoanalyse müsse Einfluss auf die gesellschaftliche Ordnung ausüben. An diesem Punkt trennten sich allmählich die Wege von Sigmund Freud und seinem Schüler Wilhelm Reich. Freud hielt es nicht für die Aufgabe der Psychoanalyse, auf gesellschaftlicher Ebene Veränderungen anzustreben. Er übernahm dabei Ängste und Argumente seiner früheren Gegner und Kritiker, wonach ein solches Ansinnen der Kultur schaden würde und gesellschaftliche Aufruhren nach sich ziehen würde. Kultur und ein zivilisiertes Leben erforderten einen Verzicht auf Triebesregungen, meinte er. Seinem Schüler Reich legte er nahe, dass wenn er bei seiner Überzeugung bleiben würde, er bald die Last der Psychoanalyse alleine tragen müsse.

Die Entstehung psychischer Leiden, insbesondere Neurosen, beschrieb Wilhelm Reich als die Reaktion des einzelnen auf die Lustversagungen der Umwelt, woraus sich Körperspannungen und daraus später Körperpanzerungen ausbildeten. Er beschrieb dabei ein sehr körperorientiertes Krankheitsmodell. Eine andere, neu aufgekommene Therapierichtung, der Behaviourismus (heute Verhaltenstherapie), konzentrierte sich darauf, was in den Gedanken eines Menschen passiert. Sie prägten den Begriff Konditionierung oder konditioniertes Lernen. Ausgehend von Tierexperimenten wie den berühmten Hunden von Pawlow beschrieben sie Konditionierung als eine primitive Art des Lernens. Konditioniertes Lernen heisst, dass Reize und Reaktionen miteinander verknüpft werden, sodass bestimmte Reize immer wieder dieselbe Reaktion auslösen. Das ist für gewisse Bereiche auch gar nicht schlecht, (Beispiel: ungeniessbare Beere). Oder für die Techniker unter euch: Konditionierung ist wie das Formatieren einer Festplatte. Es wird ein Raster gelegt, durch das Wahrnehmungsinhalte geformt und abgelegt werden. Konditionierung passiert sowohl von aussen durch Erziehung, durch die Gesellschaft, durch Medien wie auch von innen durch Nachahmung und durch den Wunsch, die Unermesslichkeit des Seins und der Wahrnehmung auf eine handhabbare Grösse zu reduzieren. Der Geist versucht ständig, das Wahrgenommene mit dem Bekannten in Beziehung zu setzen. Was ist Konditionierung im Sinne Krishnamurtis?

Teil 2 – Beate

Krishnamurti hat sein Leben der Beobachtung des menschlichen Geistes gewidmet und sich leidenschaftlich in Form von Vorträgen, Büchern und der Gründung von Schulen für die Möglichkeit einer Befreiung des menschlichen Gehirns von seiner jahrtausendealten Konditionierung eingesetzt. Für mich ist Krishnamurti der spirituell kraftvollste und radikalste Mensch, mit dem mich das Leben in Berührung gebracht hat. Alles, was er sagt, sagt er immer auf verschiedene Weise. Es gibt keine „Theorie". Ich habe mir wesentlich erscheinende Zitate herausgepickt. Man kann in einem anderen Buch auch andere Aussagen finden, die sich aber in der Essenz nicht unterscheiden.
Ich möchte im folgenden Teil des Vortrags versuchen, euch wesentliche Aspekte von Krishnamurtis Sichtweise der Dinge, Krishnamurtis „Lehre", wie ich sie verstehe, verständlich zu machen. Das kann im Rahmen der kurzen Zeit nur punktuell sein. Vor allem aber möchte ich ein Empfinden für seine Essenz herausfiltern und euch mit dieser in Berührung bringen. Um so viel wie möglich seines Duftes, seiner Qualität zu vermitteln, werde ich ihn vor allem zitieren, anstatt seine Aussagen in meine Worte zu fassen.

Was ist Konditionierung im Sinne Krishnamurtis?
„Das Denken hat das Vergangene erschaffen und der menschliche Geist ist die Ablagerung all dessen, was sich in der Vergangenheit angesammelt hat. Die gesamte Bewegung der Menschheit in der Zeit bildet den Hintergrund in jedem einzelnen menschlichen Wesen. Unser Denken ist ein für allemal konditioniert, weil es eine Reaktion auf die Vergangenheit in Form des Gedächtnisses darstellt. Unser Denken ist mechanisch; es verfällt sehr leicht in Muster und verfolgt eine bestimmte Bahn ..."

„Das Gehirn ist konditioniert durch die Begrenztheit der Sprache. Es wurde durch das Klima, durch die Nahrung, durch die soziale Umwelt, die Gesellschaft, in der der Mensch lebt, konditioniert und diese Gesellschaft wurde vom Gehirn erschaffen. ... Es wurde von der Tradition konditioniert, von Wissen, das in Millionen von Jahren akkumuliert wurde. ... Es ist dieselbe Psyche wie seit tausenden von Jahren und obwohl wir äusserlich, in technischer Hinsicht grossartig sind, sind wir innerlich, psychisch noch sehr primitiv und begrenzt."

„Die Abtrennung des Ichs führt zu Kriegen und Selbstzerstörung."

„Die Probleme werden weiterexistieren, solange der menschliche Geist sich im Bereich der Aktivitäten des Selbst bewegt."

Krishnamurti findet im menschlichen Geist, im Selbst drei Hauptbestrebungen: Erstens die Abtrennung des Beobachters, die Spaltung in „Ich" und „Nicht-Ich". Denken ist im Grunde der Beobachter mit seinen Vorurteilen, Ängsten und Sorgen. Dieses denkende Selbst kreiert wegen seiner Isolation offensichtlich eine eigene Sphäre um sich herum. Dadurch entsteht eine Distanz zwischen dem Beobachter und dem Beobachteten. Der Beobachter versucht unter Wahrung der Distanz, eine Beziehung herzustellen und so kommt es zu Konflikt und Gewalt. Dieser Beobachter ist das Empfinden eines „Ichs". Die Aufspaltung zwischen dem, was ist und dem, was sein sollte.

Eine zweite Hauptbestrebung des Selbsts ist sein Anspruch, das, was ist in das, was sein sollte umzuändern. Das Ich, das Denken kann mit dem, was ist, nicht umgehen, deshalb entwickelt es ein Ideal. Auf alle unangenehmen oder schwierigen, unliebsamen Umstände oder Situationen reagiert das Denken mit einem Bild, wie es eigentlich sein sollte; dies ist die Quelle von Konflikt. Das, was sein sollte, ist nicht Wirklichkeit. Fantasien, Vorstellungen, Wünsche sind nicht Wirklichkeit. Kann ich sein mit dem, was ist, ohne davon abzuweichen?

Drittens ist als weitere Aktivität des Egos, des Selbst, der Wille zu nennen; der Wille, etwas zu werden, etwas zu verändern.

„Wille ist eine Form von Widerstand, die uns von frühester Jugend an beigebracht wurde. Wille ist eine Form von Ehrgeiz und aus dem Willen entsteht der Wunsch, das Leben zu kontrollieren."

Die Inhalte und Bewegungen des Denkens lassen sich in unendlich vielfältigen Facetten beobachten. Wir nennen hier noch mal einige:
- die Sucht nach dem Vergnügen
- das Benennen von allem in Worte und Begriffe
- das Suchen nach Sicherheit im Bekannten, Besitzdenken
- sich von inneren und äusseren Autoritäten abhängig machen
- der kollektive Hang zum Leid, zum Selbstmitleid
- die Tendenz, sich innere Bilder zu machen
- Tendenz zu Gehorsam und Anpassung aus Angst

All diese Konditionierungen haben natürlich eine Entsprechung in den Gefühlen. Das alles führt zu den ewigen Gedankenrädern der Selbstbezogenheit.

„Das Selbst ist in sich abgeschlossen, seine Aktivitäten, wie edel sie auch sein mögen, wirken trennend und isolierend. Wir wissen eigentlich, dass es etwas «Böses» ist."

Dieses Selbst kann man auch „Ich" oder „Ego" oder auch den „Beobachter" nennen. Ich, der Beobachter, schaue von diesem Zentrum aus und filtere die Welt entsprechend seiner Inhalte, seiner Konditionierung. Das Zentrum, bestehend aus all den Ablagerungen der Vergangenheit, reagiert entsprechend seiner Konditionierungen auf die Gegenwart, die immer neu ist.

„Kann das Denken, das sich diese Konditionierung selbst auferlegt hat, ein Ende finden? Kann es diese Strukturen niederreissen und darüber hinausgelangen?"

Krishnamurti behauptet, dass eine tiefgreifende Veränderung des menschlichen Bewusstseins, eine Mutation der Gehirnzellen möglich und dringend nötig ist.

Freiheit von der Gedankenwelt

Krishnamurti geht von der Möglichkeit vollständiger geistiger Freiheit aus und scheint diese auch verwirklicht zu haben. Das Werkzeug, das Krishnamurti uns an die Hand legt, um diese Freiheit zu erlangen, ist Selbsterkenntnis.

„Selbsterkenntnis ist ein ständiges Beobachten von allem, von jedem Gedanken, jedem Gefühl und jedem Impuls, während diese in uns auftauchen".

„Selbsterkenntnis ist ausserordentlich wichtig. Nicht die von anderen abgegebenen Beschreibungen, sondern wirklich das, was ist, was Sie sind, nicht, was Sie zu sein glauben oder Ihrer Meinung nach sein sollten, sondern was tatsächlich vor sich geht. Haben Sie das je versucht? Wissen Sie, wie schwierig es ist, sich bewusst zu sein, was tatsächlich im eigenen Inneren vor sich geht?"

„Dabei geht es nicht um Selbstverbesserung, darum «sich zu ändern». Es geht um Bewusstheit: Bewusstheit ist ein Beobachten ohne Verurteilung. Bewusstheit bringt Verstehen mit sich, weil keine Verurteilung oder Identifikation stattfindet, sondern nur stilles Beobachten. Ich darf nicht urteilen, nicht kritisieren, darf es nicht als etwas Angenehmes anstreben oder als etwas Unangenehmes vermeiden. Man hat kein Ziel vor Augen, sondern nimmt alles nur bewusst wahr, während es geschieht."

„Beobachten Sie das alles ohne einen verbalen, verstandesmässigen Vorgang oder den Wunsch, es zu überwinden. ... Wenn (diese Art) Wahrnehmung stattfindet, vollzieht sich in den Gehirnzellen eine Mutation ... Beobachten Sie nur, dann gibt es Freiheit vom Gewesenen."

Es ist die reine Beobachtung, die das verwandelt, was beobachtet wird. Wenn Sie völlig aufmerksam sind, mit Ihrem ganzen Körper, Ihren Ohren, Ihrem Geist, mit Ihrem ganzen Wesen, dann gibt es kein Zentrum, von dem aus Sie aufmerksam sind. Dann gibt es nur noch Aufmerksamkeit. Diese Aufmerksamkeit ist Stille."

„Wenn Sie beobachten, wenn Sie sich dieser Aktivität des Selbst vollständig bewusst werden, wird der Geist aussergewöhnlich still, gesund, heilig und aus dieser Stille heraus wird unser Leben in den alltäglichen Aktivitäten transformiert. Religion ist das Ende des Ichs und ein Handeln, das aus dieser Stille entspringt. Ein solches Leben ist ein heiliges Leben voller Sinn und Bedeutung."

„Kann man für die ganze Menschheit und damit auch für die Natur verantwortlich sein?"

Heilung ist für mich, in diesen Zustand, in diese Lebensart zu finden. Mein Gehirn hat sich befreit von dem engmaschigen Gefängnis der Konditionierung. Das Gehirn hat (wieder) Zugang zum Empfinden des weiten, uns umfangenden Raums der Einheit, des Einsseins. Das Gehirn ist ein Wahrnehmungsorgan für ein ständiges gefühlmässiges, sinnliches Einsehen, Einsichtnehmen in die Wirklichkeit des Moments. Das Gehirn ist wieder angeschlossen an die universelle Intelligenz, deren Impulse und Einsichten mein Handeln lenken.

Krishnamurtis Geschenk an uns ist das Teilen seiner tiefen Einsichten in die Funktionsweise des menschlichen Denkens, sein Vermitteln der Notwendigkeit für Selbsterkenntnis und eine Revolution des Geistes. Er gibt dem Individuum die Verantwortung nicht nur für sein eigenes Leben, sondern auch für den Zustand der gesamten Menschheit in die Hand und ruft auf zum Dienst an einer Befreiung der Menschheit von Konditionierung und Leid.

Frage an Manfred: „Was ist denn nun Krishnamurtis Beitrag zu einer befreienden Psychotherapie?"

Manfred: „In einer Psychotherapie, die sich der Befreiung verschrieben hat, macht sich der Therapeut nicht zur Autorität. Er bietet auch keine Methode zur Überwindung des Leids an. Er lässt die Verantwortung ganz beim Klienten für seinen Zustand und dessen Ursachen. Eine Psychotherapie im Sinne Krishnamurtis leitet den Klienten in Selbsterkenntnis an. Dabei geht es nicht einfach nur um ein Befreien von einem Leiden oder ein besseres Funktionieren in der Gesellschaft, sondern um ein Erwachen für die Ursachen des menschlichen Leids – im Individuum, aber auch in der ganzen Menschheit. Aus dem Bewusstwerden, dass wir alle eins sind, folgt automatisch auch die Verantwortung für die ganze Menschheit und die uns umgebende Natur. Das ist Spiritualität."

Und jetzt lassen wir ihn nochmals selber sprechen – 1985, ein Jahr vor seinem Tod:

Video: https://www.youtube.com/watch?v=CcDQyS5-aZM

Krishnamurtis Lehre geht von der Möglichkeit vollständiger geistiger Freiheit aus, indem durch aufmerksame Beobachtung des eigenen Geistes und seiner Reaktionen in dem Moment, in dem diese geschehen, seine Natur erkannt wird.

Vishnu träumt ein Universum – eine Choreographie des Staunens – von Helena Gemmel und Claudia Pölderl

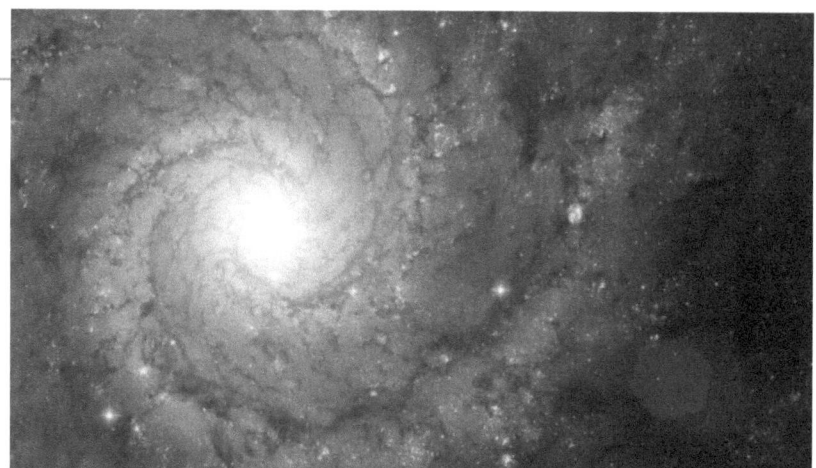

Abb. 1 Spiralgalaxie, Quelle: alamy.com

Staunen ist eine Sache für sich. Es ist nicht rational, es hat auch nichts Fokussierendes. Etwas zu bestaunen heisst, es nicht zu reduzieren, sondern als Ganzes in sich aufzunehmen. Es ist eine zutiefst menschliche Urerfahrung. Wenn wir staunen, hören wir auf, einzugreifen und festzuhalten. Wir lassen los und entspannen uns, ohne etwas zu tun. Die Wirklichkeit ist nicht vorstellbar. Um sie direkt zu erfahren, muss der Verstand frei von allen Konzepten sein. Das ist es, was es heisst, zu staunen.

Es sind diese immensen Fragen, die Menschenherz und Menschenseele seit jeher beschäftigen, Fragen nach dem Anfang allen Werdens und nach dem, was davor lag, Fragen nach dem Übergang von Nichts in Etwas und, vielleicht noch bedeutsamer für uns, die Fragen nach dem Warum und Wozu, denn sie geben uns Orientierung sowohl in Bezug darauf, woher wir kommen und welche Kräfte uns im Rücken stehen, als auch darauf, wohin wir uns unausweichlich entwickeln und welcher Aufgabe wir persönlich und kollektiv folgen. In der Sprache der Tolteken, im Kriegertrupp um Don Juan Matus heisst diese Orientierung „Absicht".
Welche Kraft des Werdens war es, die aus dem Raum der Einheit, aus dem Alles jenes kunstvoll gestaltete Wunder hervorbringen konnte, dem die alten Griechen den Namen „Kosmos" gaben, was „Ordnung" oder auch „Schmuck" bedeutet? Auch wenn unser Denken und unsere Versprachlichung niemals dorthin reichen, gibt es eine staunende Kraft, die eine Wirklichkeit ertastet, die Ewigkeit und Zeit als Eines umfasst.

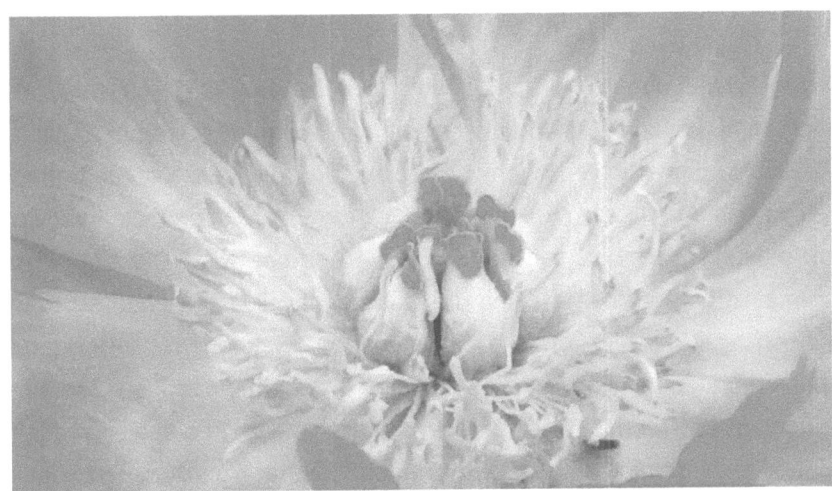

Abb. 3 Pfingstrose, eigenes Bild

Dschang Dsi, ein chinesischer Gelehrter und Dichter aus dem vierten Jahrhundert v. Ch., schreibt in „Wahres Buch vom südlichen Blütenland":

„Ich habe es gehört vom Sohn des Schriftstellers.
Der Sohn des Schriftstellers hat es gehört vom Enkel des Rhapsoden.
Der Enkel des Rhapsoden hat es gehört von Klarblick.
Klarblick hat es gehört vom Hörenden
Der Hörende hat es gehört vom Ton.
Ton hat es gehört vom Laut.
Laut hat es gehört vom Geheimnis.
Geheimnis hat es gehört von der Leere.
Leere hat es gehört von Tao."

In dieser Beschreibung haben das Hören, das Lauschen und der Klang eine grosse Bedeutung. Das trifft sich gut mit unseren Erfahrungen und Übungen auf dem Weg der Selbsterkenntnis, auf dem sich der Lauschsinn als wahlloses und gleichgültiges Lauschen nach innen und aussen, als besonders geeignetes Werkzeug etabliert hat. So wie Dschang Dsi in neun Zeilen einen Bogen spannt vom Sohn des Schriftstellers zum Tao, zur Einheit, zu Allem, zum Raum, wollen wir im Berühren von sieben Bezugsebenen eine spirituelle Landkarte entwerfen:

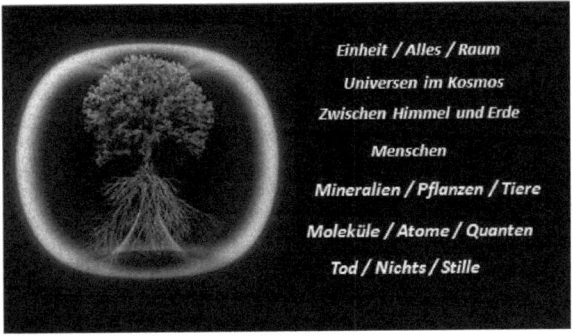

Abb. 4 spirituelle Landkarte, eigene Darstellung; Tree torus von
http://www.thrivemovement.com/two-lenses-to-view-role-of-science.blog

Schon immer versuchten die Menschen hinsichtlich der ersten Bezugsebene auf unserer spirituellen Landkarte für die Einheit, für das Alles, für den Raum einen sprachlichen Ausdruck zu finden.

Im Innersten der Materie, auf dem Grund unserer Welt, begegnet das menschliche Bewusstsein auf der Suche nach dem, „was die Welt im Innersten zusammenhält" (Goethe, Faust I), etwas Unstofflichem, dem Vakuum, dem Nichts, jenem „Weltenhintergrund des Nichtauftrennbaren", wie Peter Dürr, ein Physiker und Schriftsteller unserer Tage, es formuliert. In den alten vedischen Hymnen des Rigveda klingt dies so: „Das Eine, ausser dem kein Anderes war." Die alten Hebräer nannten es „En-Sof", was „kein Ende" bedeutet. Auch die Quantenphysiker beziehen sich auf etwas Unstoffliches. Sie rechnen nicht mit Elektronen, nicht einmal mit Elektronenwolken oder sonst irgendeiner Grösse, die nach dem Muster klassischer materieller Kategorien gebaut ist, sondern mit etwas, das schwingt; sie nennen es „Raum", „Vakuum" oder „Nullpunktfeld". In den altindischen Überlieferungen besitzt die Einheit zwei grundlegende Eigenschaften: Sie hat Raum und Bewegung. Der Raum ist dabei das, wodurch die Dinge in Erscheinung treten. Er umfasst alle Möglichkeiten der Bewegung in nahezu unendlichen Dimensionen.

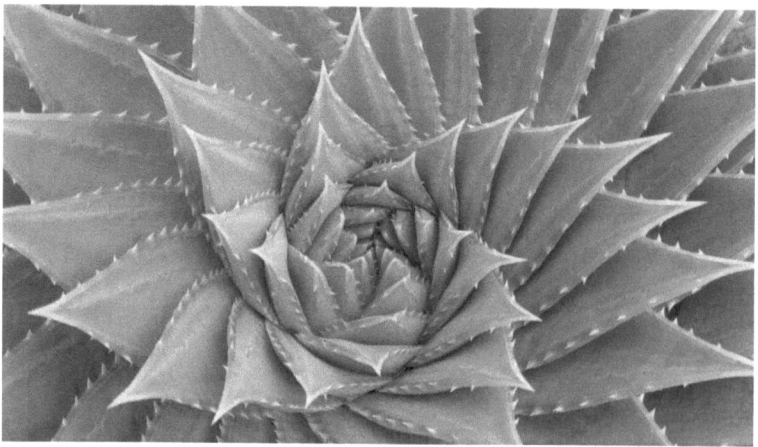

Abb. 5 Aloe vera, Quelle: alamy.com

Das Prinzip der Bewegung heisst in den altindischen Überlieferungen „Prana", der grosse Atem. Der Atem symbolisiert das Urphänomen alles Lebendigen, die Bewegung zwischen den polaren Kräften der Ausdehnung und des Zusammenziehens, zwischen dem Auf und dem Ab. Nach der Bewegung fällt alles in einer Art, die wir Sterbeprozess nennen, zurück in den Raum, in das Nichts.

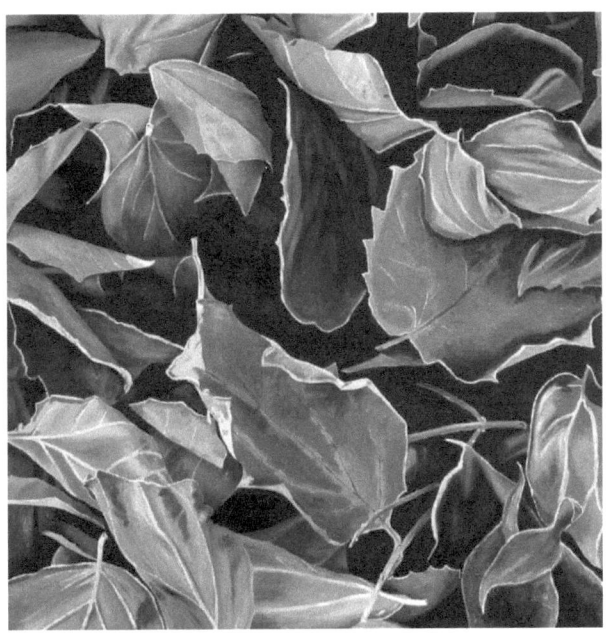
Abb. 6 „Sterben", von Samuel Widmer

„Das Sterben ist ein Abend,
ein Herbst, ein Sonnenuntergang;
der Tod hingegen ist ein Morgen,
ein Neuerwachen, ein Gesang.

Sein Rufen ist erhebend
und Schönheit voller Weltenklang.
Was Tage lediglich dir borgen,
verwandelt Nacht zum Neuanfang."

von Samuel Widmer

„Alles Streben und Treiben wird zu seinen Wurzeln zurückkehren. Zu seinen Wurzeln zurückzukehren, nennt man Stille. Genau dies ist gemeint damit, zu seiner Bestimmung zurückzukehren. Zu seiner Bestimmung zurückzukehren, gehört zur Ewigkeit. Die Ewigkeit zu kennen, ist Erleuchtung"
aus dem Zen

„Diese Kapazität der Leere, die ich bin, hat keine Möglichkeit, irgendeines ihrer Inhalte abzulehnen, hat weder Vorlieben noch Favoriten. Sie muss sich gegenüber allem, was auftaucht, ergeben."
Douglas Harding

„Am Ende des Verstandes, jenseits des letzten Gedankens, singt der Vogel. Seine Federn glänzen."
Wallace Stevens

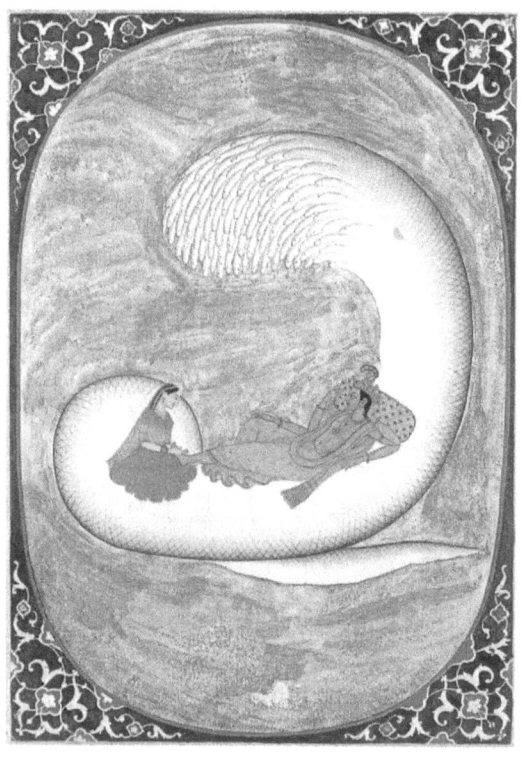

Abb. 8 Vishnu auf der Schlange. Quelle: Lauterwasser, Alexander (2003): Wasser Klang Bilder. Die schöpferische Musik des Weltalls. 2. Auflage. S. 10 (aus PURCE, 1988)

Auf dieser vedischen Abbildung zum allumfassenden Raum der Einheit verbringt der Herr des Kosmos die Nacht des Alls auf dem Schlangenozean seiner eigenen unsterblichen Substanz. Wir sehen Vishnu und seine Gemahlin auf der Riesenschlange „Ananta", was „endlos" bedeutet und die Ewigkeit des unentfalteten Kosmos darstellen soll. Eine erste Bewegung bringt uns auf der spirituellen Landkarte zur zweiten Bezugsebene, dem Entstehen von Universen. In den Veden wird diese erste Bewegung als Träumen versinnbildlicht.

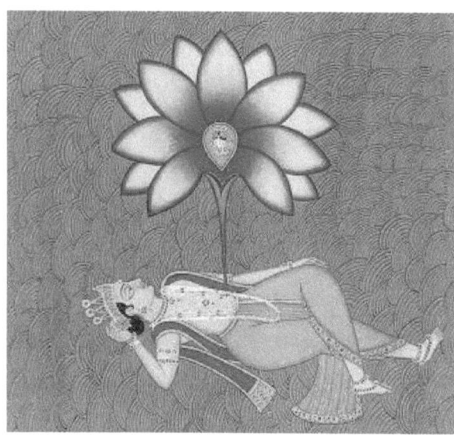

Abb. 9 Vishnu träumt ein Universum
Quelle: http://rapunzelturm.blogspot.ch/2013/07/wie-in-den-veden-das-universum-entsteht.html

Vishnu bedeutet „alldurchdringende Schöpfungskraft". Er wird in den vedischen Schriften als schlafende Gottheit bezeichnet und bildlich auch so dargestellt. Er hat sich niedergelegt, ist eingeschlafen und träumt die Universen. Auf diese Weise wird ein Schöpfungsprozess beschrieben, durch den etwas in Existenz geträumt wird und Wirklichkeit entsteht aus dem Formlosen. Das erinnert an das Sprichwort, in dem Träume wahr werden. Mit jedem Atemzug, den Vishnu ausstösst, strömen unzählige Universen aus ihm hervor, und mit jedem Einatmen saugt er alle Universen wieder in sich ein. Die angenommene Zeit, die zwischen Ein- und Ausatem verstreicht, entspricht der Lebensdauer eines Universums. Nach dem Zeitverständnis der vedischen Schriften besteht ein Universum dreihundertelf Billionen und vierzig Milliarden Jahre. Zeitgenössische Wissenschaftler, wie der Wiener Astronom Florian Freistettler, schätzen die Lebenserwartung unserer Galaxie, der Milchstrasse, auf einige hundert Billionen Jahre, was sich – erstaunlich genug – mit den Angaben in den Veden deckt.

Animierter Filmsequenz mit Aufnahmen des NASA Weltraumteleskop Hubble. Quelle: https://www.youtube.com/watch?v=hg7tWXvt3Lg

Wir sahen eine Filmsequenz mit Aufnahmen vom NASA-Weltraumteleskop Hubble mit leuchtenden Spiralnebeln, Sternen und Sonnen – zum Staunen.
Das beobachtbare Universum besteht aus mehr als 150 Milliarden Galaxien mit etwa 400 Milliarden Sonnen, in jeder davon 10^{24} Sterne. Das sind zehntausend Sterne pro Sandkorn auf der Erde. Es gibt schätzungsweise zehn Billiarden Billiarden erdähnlicher Planeten. Wenn sich nur auf einem Prozent davon Leben entwickelt und davon wiederum nur ein Prozent intelligentes Leben, summiert sich das auf zehn Milliarden Milliarden intelligenter Zivilisationen im Universum. Das macht allein einhunderttausend in unserer Galaxie, der Milchstrasse. Wir sind nicht allein, so viel ist klar.
Höchstwahrscheinlich sind diese Zahlen, die wir im Netz – leider ohne Angaben zum Autor – gefunden haben, in der Welt der „Mainstreamwissenschaft" nicht haltbar. Da jedoch in Zeiten von News und Faknews aus jedweder Sparte sowieso jeder darauf angewiesen ist, sich mit fühlendem Herzen und klarem Verstand selbstständig zu bilden, haben wir sie zum staunenden Prüfen in den Vortrag aufgenommen.

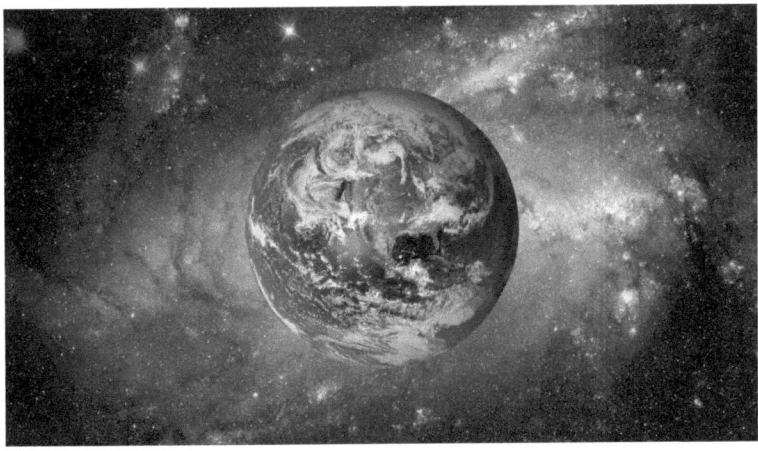

Abb. 10 Unsere Erde. Quelle: alamy.com

In einer weiteren Bewegung nähern wir uns unserer eigenen Galaxie, der Milchstrasse, in der sich unser Heimatplanet, die Erde, befindet. Die dritte Bezugsebene auf unserer spirituellen Landkarte nennen wir „Zwischen Himmel und Erde".

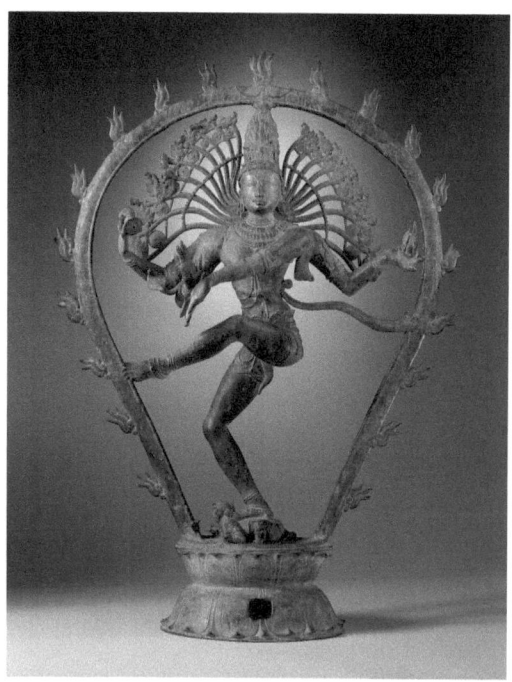

Abb. 11 Tanzender Shiva. Quelle: WikiImages auf Pixabay

Diese Figur der tanzenden Gottheit Shiva versinnbildlicht das auftretende Bein das Sich-Beheimaten im Physischen. Es ist der Ausdruck eines Materialisationsprozesses, der die Erdanziehung nutzt und einer Verdichtung und Verlangsamung der Schwingung folgt. Sein zweites, tanzend angewinkeltes Bein symbolisiert die gegenläufige Kraft des Lebendigen, ein Aufschwingen und Ausdehnen bis zur Auflösung. Es ist vor allem auch jene Kraft, die sich über alles Gewordene, Verfestigte und Bewahrende erhebt. In dieser befreienden Bewegung entfalten sich stets neue, ungeahnte, kreative Gestaltungsformen. Auf diesem Weg mit Verdichtung und Befreiung entsteht eine beständige Zunahme der Komplexität, was der Richtung der „Absicht" des Kosmos entspricht. Der Mensch steht, lebt und tanzt aufrecht und in gewisser Weise aufgespannt zwischen Himmel und Erde. Er bildet eine Brücke und sieht sich der Herausforderung gegenüber, sich sowohl mit dem Wesen der Erde als auch mit den Sternen zu verbinden. Wir tasten also staunend mit einem Teil unseres Wesens nach oben gewandt.

„*Es gibt mehr Ding` im Himmel und auf Erden, als Eure Schulweisheit sich träumt*", hat es Shakespeare seinem Hamlet in den Mund gelegt.

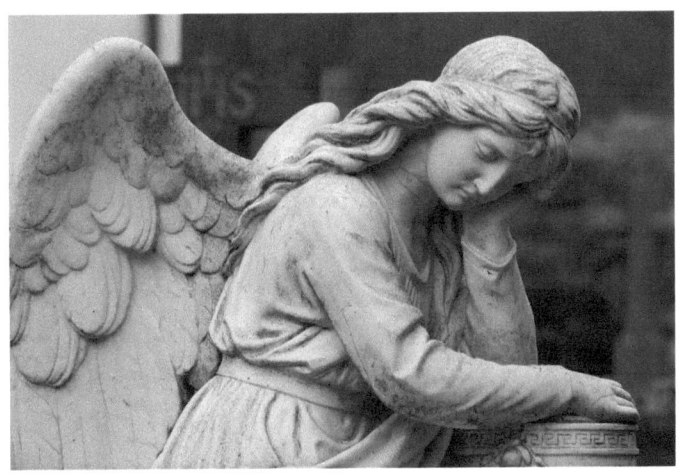

Abb. 12 Engel. Quelle: Bild von Like donations, Pixabay

„Geschöpfe des Traums", sagte der Engel. „Wie eigenartig, das ist ein seltsamer Traum. Eine Art Traum, in dem alles auf den Kopf gestellt wird. Du nennst Menschen wirklich und Engel mythisch. Man wird fast zur Annahme verleitet, dass es auf irgendeine sonderbare Weise sozusagen zwei Welten geben muss... ."

„Wenigstens zwei", sagte der Vikar, „die irgendwo nahe beieinander liegen, und doch kaum ahnen. So nahe beieinander wie Seiten eines Buchs. Sie durchdringen einander, und jede hat ihre eigene Wirklichkeit. Das ist wahrlich ein köstlicher Traum. Und träumen nie voneinander ausser wenn Leute anfangen zu träumen."

„Ja", sagte der Engel nachdenklich, „so irgendwie muss es sein. Und da fällt mir etwas ein. Manchmal, wenn ich einschlief oder in der Mittagssonne döste, sah ich sonderbar verrunzelte Gesichter wie deines, die an mir vorüberzogen, und dann Bäume mit grünen Blättern dran, und solch sonderbaren, unebenen Boden wie diesen. Es muss so sein. Ich bin in eine andere Welt gefallen."

„Manchmal", sagte der Vikar, „zur Schlafenszeit, wenn ich in einem Zustand zwischen Wachsein und Einschlafen war, habe ich Gesichter gesehen, die so schön waren wie deines, und seltsame, verwirrende Bilder einer wunderbaren Landschaft, die vorüber glitten, geflügelte Wesen, die darüber hinschwebten und wunderbare, manchmal schreckliche Gestalten, die sich hin und her bewegten. Sogar liebliche Musik habe ich vernommen. Vielleicht ist es so, dass sobald wir unsere Aufmerksamkeit von der Sinnenwelt, den übermächtigen Eindrücken, die auf uns einwirken, abwenden und in einen Dämmerschlaf gleiten, anderen Welten begegnen so wie wir die Sterne sehen, jene anderen Welten des Universums, wenn das grelle Licht des Tages weicht und die künstlerisch begabten Träumer, die solche Dinge am klarsten sehen." Sie blickten einander an.

„Auf irgend eine unbegreifliche Weise bin ich aus meiner eigenen in deine Welt hineingefallen", sagte der Engel, „in die Welt meiner Träume, die nun Wirklichkeit geworden ist." Er blickte um sich. „In die Welt meiner Träume".
H.G. Wells

Ebenso staunend wie zu den Sternen, tasten wir mit dem anderen Teil unseres Wesens, mit dem Standbein sozusagen zur Schöpfung auf unserem (vorübergehenden) Heimatplaneten Erde.

Filmausschnitt „Miracle of life". Quelle: https://www.youtube.com/watch?v=IM2-8se6pp8

Auch im Inneren des menschlichen Körpers finden wir staunend ein Universum: *„Es gibt etwa einhundert verschiedene Arten von Atomen, aus denen sich alle Materie, die wir kennen, zusammensetzt"*, erzählt uns Ulrich Warnke in seinem Buch „Die geheime Macht der Psyche". Die Atome unseres Körpers sind in irgendeinem explodierenden Stern entstanden, Milliarden Jahre vor der Geburt unseres Sonnensystems. Wir bestehen also aus Sternenstaub, der sich zu einem unfassbar komplexen System zusammengesetzt hat.

Der Aufbau des Unternehmens Mensch und seine Organisation ist schlicht ein Wunder. Hier ein paar bestaunenswerte Tatsachen, die Ulrich Warnke in seinem Buch „Gehirn-Magie" zusammengestellt hat:

„Seit 250 000 Jahren sind unser Aufbau und die meisten Funktionen unverändert. Wir leben und arbeiten also mit einem archaischen System, dessen Wissensansammlung jedoch immens gestiegen ist. Wir bestehen aus 100 Billionen Zellen, ca. 15'000 mal mehr als Menschen auf der Erde und hundert mal mehr, als es Sterne in unserer Galaxie Milchstrasse gibt. Täglich sterben 600 Milliarden Zellen ab und genauso viele werden täglich aufgebaut. Pro Sekunde sind das mehr als 10 Millionen Zellen! Aufbau und Abbau, Leben und Sterben, auch hierin werden die polaren Wirkkräfte allen Lebendigens deutlich. Das eine ist ohne das andere nicht möglich. Pro Sekunde finden 10^{30} physikalisch-chemische Operationen statt. 10^{28} Atome werden im dauernden Wechsel ausgetauscht. Jeden Monat haben sich die Zellen der Haut erneuert. Alle drei Monate haben wir ein neues Skelettsystem. Jedes Jahr sind 98 % der Atome, aus denen der Körper bestehen, durch neue ersetzt."

In der Bewegung zur fünften Ebene auf unserer Landkarte, beschränken wir uns auf einen kurzen Besuch bei den Pflanzen.

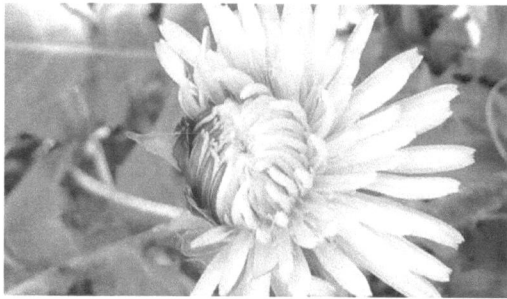

Abb. 13 Löwenzahn, eigenes Bild

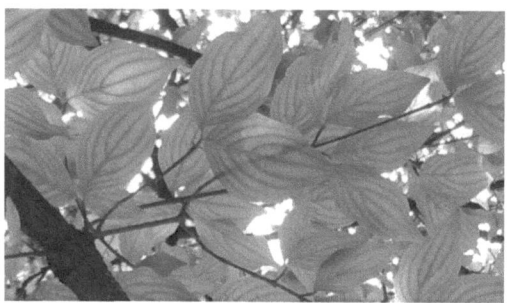

Abb. 14 Blätterdach. Eigenes Bild

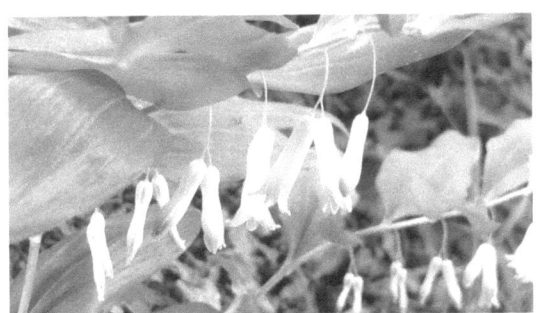

Abb. 15 Frühlingsblume. Eigenes Bild

„Die Blumen sind die Antwort der lebendigen Erde auf den Sternenhimmel, ihre Sehnsucht nach den Sternen. Darum wachsen die Pflanzen. Sie sind die Sinnesorgane des Erdorganismus und seine Antennen zum Kosmos." Ohne sich für den Sternenhimmel zu interessieren, sei es nicht möglich, das Wesen der Pflanzen zu verstehen, sagt Jürg Reinhard, ein Schweizer Physiker, Arzt und Gärtner. *„Will man etwas von einer Pflanze erfahren, so gilt vor allem, das Staunen wieder zu lernen. In der Atmosphäre des Staunens schubladisiert man nicht, da ist nur noch die offene Seele."*

Auch der Samen kennt, wenn er keimt, die auf- und absteigenden Wirkkräfte des tanzenden Shiva. Sein Stengel erhebt sich zum Himmel, die Wurzel verankert sich in der Erde. Die Schöpfungsgeschichte des Pflanzenreichs auf unserem Planeten ist unglaublich komplex und vielfältig. Neben einer berauschenden Artenvielfalt kennt die Schöpfungsgeschichte im Pflanzenreich auch das Entstehen psychoaktiver Pflanzen. Etwa sechshundert Arten haben die Biologen gemäss Christian Rätsch identifiziert. Zu allen Zeiten und an allen Orten haben es Menschen verstanden, die Heilkraft psychoaktiver Pflanzen zu nutzen. Natürlich kann man fragen, um welches Gewächs es sich wohl beim Baum der Erkenntnis gehandelt haben könnte.

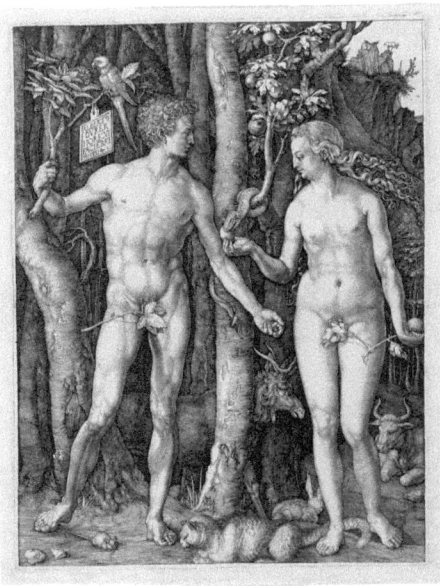

Abb. 16 Adam und Eva und der Baum der Erkenntnis. Quelle: WikiImages auf Pixabay

Auf der vorherigen Seite sehen wir ein Gemälde von Adam und Eva und dem Baum der Erkenntnis. Im Kloster Plaincourault in Indre, Frankreich, befindet sich ein Bild, auf dem der Baum der Gestalt eines Fliegenpilzes nachempfunden ist[8] und womöglich ist der Heilige Geist mithilfe von Psilocybinpilzen in Erscheinung getreten. In einem Gebetsbuch aus dem 12. Jahrhundert, von dem nur noch eine (!) Ausgabe in der Nationalbibliothek in Paris existiert, finden sich über vierzig mehrfarbige Bilder von psychoaktiven Pilzen, die als solche botanisch anhand ihrer Form identifiziert werden können[9].

Die sechste Bezugsebene auf unserer spirituellen Landkarte bezieht sich auf die Ebene der Moleküle, Atome und Quanten. Diese wollen wir aus Zeitgründen nicht vertiefen, Ulrich Warnke wird uns diesbezüglich eine ausführliche Einführung geben.

In einer letzten Bewegung fallen wir zurück ins Nichts. Rumi beschenkt uns dazu mit einer Betrachtung zum Tod: *„Ich starb als Mineral und wurde Pflanze. Als Pflanze starb ich und wurde Tier. Ich starb als Tier und wurde Mensch. Warum also fürchten, im Tod zu nichts zu werden? Bei meinem nächsten Tod werde ich Schwingen hervorbringen und Federn wie ein Engel ... dann mich höher noch aufschwingen als Engel. Was ihr nicht erdenken könnt, ich werde es sein."*

Dazu Don Juan Matus: *„Wir können die Tatsache unseres Todes nie genug betonen. Der Tod ist ein Wirbel, eine helle Wolke am Horizont. Der Tod bin ich, der mit dir redet. Der Tod ist das Geflüster von Mescalito in deinem Ohr. Der Tod bist du. Der Tod ist nichts. NICHTS!"*

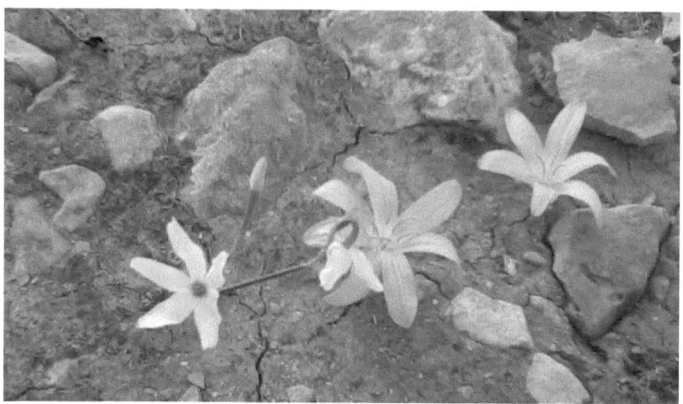

Abb. 20 Blumen aus trockener Erde. Eigenes Bild

Zum Abschluss wollen wir nochmals das Staunen ganz nahe holen mit einem Gedicht des englischen Philosophen und Dichters Samuel Taylor Colleridge aus dem 18. Jahrhundert, der Blütezeit der Romantik:

---

[8] Aus Urheberrechtsgründen konnte dieses Bild hier nicht abgedruckt werden, es ist zu finden unter: https://www.google.de/search?q=Kloster+Plaincourault+in+Indre,+Frankreich&tbm=isch&source=univ&sa=X&ved=2ahUKEwic86SMy5vjAhUyiIsKHT_fA0EQsAR6BAgIEAE&biw=1440&bih=698#imgrc=Shkp9xkUU3kogM:

[9] Auch hier können aus urheberrechtlichen Gründen keine Abbildungen gezeigt werden, Sie finden Beispiele unter
https://www.google.de/search?biw=1440&bih=698&tbm=isch&sa=1&ei=ayQeXfWFGlb4adS2qpAG&q=jesus+und+pilze&oq=jesus+und+pilze&gs_l=img.3..0j0i24.19975.22869..23017...0.0..0.98.1099.13......0....1..gws-wiz-img.......35i39j0i67.jrE3Fh86_8U#imgrc=Cywhqy2XrzWpJM

Was wäre, wenn
du schliefest,
Und was,
wenn du im Schlaf träumtest?
Und was,
wenn du im Traum zum Himmel gingst
Und da eine wundersame schöne Blume pflücktest?
Und was,
wenn du erwachtest,
und hieltest diese Blume in der Hand?
Ja, was dann?"

Erfahrungsberichte

Führt künstlerisches Tun in der Kunsttherapie zu Erleuchtung? – von Astrid Hochbach

Ich habe meinen Bericht in drei Teile gegliedert. Im ersten Teil erzähle ich von meinen eigenen Erfahrungen mit Bildhauerei, im zweiten Teil von einer speziellen Erfahrung mit „spirituellem Malen" in Tamera, Portugal, und im dritten Teil berichte ich von den Erfahrungen in der psychosomatischen Klinik mit adoleszenten Patienten in Entwicklungs- und Ablösungskrisen.

Ich habe mein Abitur im Fach Kunst gemacht und hatte damals eine ungarische Künstlerin als Lehrerin, die nicht mit dem Schulbetrieb identifiziert war und uns zu sich nach Hause einlud. Sie weckte in mir das Interesse an der künstlerischen Auseinandersetzung und hier lernte ich zum ersten Mal das Arbeiten mit Stein kennen. Fasziniert hat mich ihre Aussage, dass wir eines Tages gar keine Kunst mehr produzieren werden, sondern nur noch Ideen. Erst viel später begriff ich, dass sie vor allem auf die Information in der Kunst anspielte.

Nach der Schule lebte ich ein paar Jahre auf der Strasse, wusste nicht, was ich mit meinem Leben anfangen sollte, war halt- und orientierungslos. Kurz nach der Geburt meiner ersten Tochter mit 21 schenkte mir meine Mutter einen Bildhauerkurs; dort begann eine Faszination und Leidenschaft. Das Bildhauen wurde für mich so wichtig, dass ich die ganze Woche darauf hinfieberte. Es entstand eine Freundesgruppe, die sich über das Bildhauen austauschte, das Erleben darin, sich auch mit persönlichen Prozessen und Lebensinhalten beschäftigte und gegenseitig begleitete. Das war der Anfang von Therapie, Selbsterfahrung und Kunst in meinem Leben. Seither habe ich immer Bildhauerei, verbunden mit Selbsterkenntnis in Gruppen, betrieben, z. B. in der Grabsteingruppe (www.grabsteingruppe.de), in der wir uns gestalterisch mit Leben und Sterben auseinandersetzten. Der Stein war mir Halt und ein Gegenüber, das ich erst zerstören wollte, dann aber lieben lernte, woran ich mich reiben und spüren konnte. Viele Gefühle wie Frustration, Enttäuschung, Entscheidungsprozesse konnte ich durcharbeiten, lernte damit umzugehen und dranzubleiben. Wichtig war für mich auch die Selbstwirksamkeit des Gestaltens, dass ich tatsächlich fähig war, etwas in die Welt zu setzen. Die Bildhauerei wurde für mich lebenswichtig und ich begann, neben der persönlichen Steinarbeit auch in einem Steinmetzbetrieb zu arbeiten. Später wollte ich dieses Erleben und die Auseinandersetzung darin auch anderen Menschen ermöglichen, studierte Kunsttherapie und führte Bildhauergruppen durch.

2016 reiste ich nach Tamera, Portugal, um an einem „spirituellen Malkurs" teilzunehmen, weil es mich interessierte, wie sie dort an diese Themen heranführen. Es wurden sehr intensive zehn Tage, in denen wir in einer Gruppe unter freiem Himmel, bei vierzig Grad, teilweise nackt, im Stehen, auf einem Hügel mit Aussicht auf die weite Hügellandschaft des Alentejo ununterbrochen an ein- und demselben Bild malten. Zwischendurch sprangen wir in den Froschteich im Schatten, der nur ein paar Meter neben unserem Malplatz war, um uns abzukühlen, betrachteten den Sonnenauf- oder -untergang, lauschten Vögeln und Grillen, mit Pferden und Ponys direkt nebenan, schnupperten die würzige Kräuterluft, schliefen nachts unter freiem Himmel. Jeden zweiten Tag gab es sinnliche Inspirationen. Einmal lagerten wir stundenlang unter der ältesten Korkeiche Portugals und versuchten, ihre Schwingung aufzunehmen. Ein anderes Mal badeten wir mit Pferden in einem fast ausgetrockneten See, schlammten die Pferde und uns gegenseitig mit dem weichen Matsch ein. Einmal trafen wir uns in der Liebesschule, tanzten miteinander nackt auf der Veranda, verabredeten uns zu tantrischen Begegnungen und assen jeden Abend sinnliche Mahlzeiten, die ausschliesslich aus Pflanzen zubereitet waren, die vor Ort wachsen. Es wurden also alle Sinne angesprochen und verbunden mit dem pausenlosen Malen am gleichen Bild führte das zu einem Zustand, der sich anfühlte, als ob ES malt. Ich, mein Körper wurde zu einem Kanal, der Energie von unten aus der Erde und von oben aus dem Kosmos durch mich hindurchströmen liess. Mein Körper, meine Fähigkeiten, meine Erfahrungen, die sich in den Zellen niedergeschlagen haben, prägten diese Energie und gaben ihr einen ganz individuellen Ausdruck. Dennoch war das Gemalte universell. Man nennt diesen Zustand „Flow". Man kann ihn in vielen Bereichen erleben, zum Beispiel beim Sex oder beim Tanzen. Es ist eine Öffnung, eine Art Selbstvergessenheit, Glückseligkeit, ein Angeschlossensein ans Grosse, Ganze, Universelle, ein Verbundensein, Eins-Sein. Man denkt nicht mehr über sich nach, sondern IST. In diesem Zustand geschieht Heilung, Ganzwerdung, Ausrichtung und Energetisierung, indem die Energie wieder frei fliessen und schwingen kann.

Nach meinen persönlichen Erfahrungen mit der Bildhauerei studierte ich mit dreissig in Deutschland Kunsttherapie, weil ich überzeugt davon war, dass dieses Erleben im künstlerischen Tun, wie ich es eben von Tamera beschrieben habe, plus die Beziehung zu einem Therapeuten und der Selbsterfahrung in einer Gruppe Gleichgesinnter, die durch Traumata oder Neurosen Blockierungen im Energiesystem haben, heilen kann. Durch die Blockaden entsteht eine Abspaltung vom Ganzen und das wird als Leid erlebt. Heilung findet statt, indem man sich wieder anbindet ans Grosse und die Blockierungen auflöst. Das ist für mich Spiritualität.

Ich arbeitete zehn Jahre lang mit Adoleszenten, also Jugendlichen und jungen Erwachsenen von 12 bis 22 Jahren, in psychosomatischen Kliniken und durfte hier immer wieder diesen heilsamen Prozess miterleben. Nach anfänglichem Trotz und Widerstand kam oft etwas in Gang, was die Gestaltenden immer mehr hineinzog in ein sinnliches Erleben und ein Sich-selbst-Erkennen im Tun und oft erschien auf den Gesichtern ein Leuchten; das Glück kehrte ins Leben zurück. Natürlich ging das nicht ohne Auseinandersetzungen mit schwierigen Gefühlen wie Frust, Enttäuschung, Aggression und Wut vonstatten, aber das Durcharbeiten und Darin-getragen-Werden vom Therapeuten und der Gruppe führen in die Tiefe und schliesslich taucht Liebe zum Werk bzw. Selbstliebe auf, Stolz und Einverstandensein, ein Aufgehobensein, das Gefühl, wieder Schöpfer des eigenen Lebens zu sein, Mitgefühl und Lebenslust.

Für mich ist Kunst ein universeller Bewusstseinscode, den jeder Mensch verstehen und miterleben kann. Dies findet nicht nur auf der Verstandesebene statt, die eher begrenzt ist, sondern auch auf der sinnlich-ganzheitlichen Körperebene wie auch auf der universellen, archetypischen, meist unbewussten Erlebensebene. Es ist gewissermassen eine bestimmte Schwingung, eine Information, die ihren Ausdruck findet durch den Gestalter und vom Empfänger wieder aufgenommen werden kann. Als Mensch erlebe ich mich wieder angebunden ans Ganze als ein ganz individueller Ausdruck, durch den die Energie fliesst. Mein Wesen wird frei gelegt und kann wieder ursprünglich sein.

Spiritualität und Selbsterkenntnis in der Bildungsarbeit – von Ursula Meyer

Die Geschichte des Lebens beginnt meist mit einer falschen Identifikation, sei es durch Erziehung, Erfahrung, Trauma, Religion, Medien oder Bildung. Unbewusst sehnen wir uns nach dem endgültigen Erwachen und Wiedergewinn unserer kosmischen Einheit, aus der wir gekommen sind. Dieses Sehnen wird anhand der Prägung oft in einen seichten, leistungs- und vergnügungsorientierten und oberflächlichen Lebensalltag irregeleitet. Als leistungsorientierte Gesellschaft kann sich Bildung nicht nur der Wirtschaftlichkeit verpflichten, in der das Wesen eines Menschen immer mehr verlorengeht. Mit der Bildungsarbeit verbinden mich humanistische Werte, die sich auf die Veränderung, die Entwicklung, die Evolution des Bewusstseins, das Mitgefühl, die Liebe in neue Zusammenlebens- und Arbeitsformen ausrichtet.

Wer sind neben den Eltern die Vorbilder in der Bildungsarbeit von jungen Erwachsenen?
Es sind Pädagogen, Therapeuten und spirituelle Lehrer, die verantwortungsvoll ins Leben integrieren möchten, was sie selbst aus der Selbsterkenntnis, der Meditation erworben haben. Sie wollen ihr Wissen lebendig in den Unterricht miteinbeziehen, sodass es in Lebenssituationen angewendet werden kann. Eigentlich versteht man aufgrund der Weltlage, was schiefläuft, was krank macht, was nottut. Die Liebe ist verloren gegangen, also müssten uns solche Fragen in einer Vorbildfunktion doch erschüttern und wachrütteln, wenn wir uns der Tatsache stellen, dass wir die Verantwortung für ein gesundes, reifes Zusammenleben auf diesem Planeten unseren Kindern schenken und gönnen möchten.

Was brauchen die Menschen in der Bildung, damit die Verbundenheit in Beziehung, der Freundschafts- und Gemeinschaftsgeist untereinander erwachen kann, neue Visionen aus Einsicht geboren werden? Erwachen für die Wirklichkeit und Wahrheit bedeutet auch, dass gewisse Verhaltensmuster nicht mehr von Bedeutung sind und die innere Verbundenheit mit allem wahrgenommen wird.

Warum ist es für mich wichtig, Selbsterkenntnis und Spiritualität zu vermitteln und die Lernenden in ihren Fragen zu unterstützen?
Die Lebenserfahrung und immer wieder neue Erkenntnisse inspirierten mich dazu, welche Werte, Rollen und spirituellen Grundlagen ich als Lehrperson für Sozialarbeiter/innen themenzentriert im Unterricht vermitteln möchte. Der Bezug wird unmittelbar zu den Fragen der Lernenden und der Fallsituation in ihrem Umfeld hergestellt. Sie lernen durch Supervision, ihre Haltung fallbezogen zu reflektieren. Eine gute Beziehung und Beziehungsarbeit unterstützt darin den Lehr- und Lernprozess und die eigene Auseinandersetzung der Lernenden mit den Themen, damit sie sich in Diskussionen rund um solche Lebensfragen ausdrücken lernen und neue Werte erfahren, zusammen forschen und aufwachen.

Ich möchte den Schülerinnen und Schülern zeigen, dass Ideen, Spielregeln und Konditionierungen durch die Erziehung, durch Bilder über Sexualität, Religion und Bildung geformt sind. Ich möchte ihnen zeigen, dass die Vorstellungen und Gedanken von einem dualistischen Denken geprägt sind, das einer freien Entfaltung der Spiritualität im Wege steht. Diese althergebrachten Gedankengänge infrage zu stellen, macht natürlich zuerst Angst und hinter der überwundenen Angst und deren Gefühlen wie z. B. Hilflosigkeit, Ausgeliefertsein, Verlorenheit, Verlassensein, Ausgeschlossensein liegt die Freiheit.

Kann das Gehirn bei den Lernenden durch ihr Interesse und den psychologisch-spirituellen Lerninhalt kognitiv angeregt und sensibilisiert werden? Die Bereitschaft und der Wille, in solchen Fragen weiterzuforschen, entwickelt jeder selbst. Der universellen oder spirituellen Bestimmung und Berufung zu folgen, ist eine Einladung zu Freiheit und Spiritualität. Es ist gewiss nicht leicht, das alles zu verstehen, denn wirklich zu verstehen, heisst nicht, alle Fakten zu kennen, mit denen Schulbücher, Religionen und falsche, ideologische Vorbilder sie überschütten. Es ist mir auch bewusst, dass sich nur wenige für den menschlichen Wandel interessieren. In Selbsterkenntnis, Befreiung der Beckenenergie und Spiritualität kann man niemanden bilden, dies muss jeder selber wollen.

Es stellt eine traurige Bilanz dar, dass man als Klasse so viel Zeit zusammen verbringt und sich mit irgendwelchen Bildern voneinander in einer oberflächlichen Beziehung wiederfindet; dies ist jedoch weit verbreitet. Es ist auch ernüchternd, wenn der Kontakt zu den Lernenden auf der Beziehungsebene nicht stattfindet. Als Lehrperson sind dann Gefühle von Ohnmacht und Hilflosigkeit zu integrieren sowie auch die Einsamkeit und das Alleinsein.

Was ist mein Anliegen und was sind meine Erfahrungen im Bildungssystem?

Ganz am Anfang der Lehrtätigkeit wurde ich das Gefühl nicht los, dass ich die Lernenden im Stich lasse, dass ich mich in der Rolle der Pädagogin durch den vorgegebenen, oberflächlichen Bildungsplan nicht neutral verhalten kann. In der Ausbildung zur Erwachsenenbildnerin gilt das Gebot, Gefühle im Unterricht nicht anzusprechen. Die wesentlichen Themen werden im Bildungssystem generell als Definitionen und Modelle intellektuell vermittelt und erarbeitet, sodass das Wesentliche, Tiefgründige, die Liebe und der Tod durch das Tabus geschützt werden. Die Verdrängung von Zwischenmenschlichkeit kann zu einem Helfersyndrom führen, nicht nur von Lehrperson. In der pathologischen Anpassung ist dieses jedoch als Beziehungsangebot nicht wahr. Im Alleinsein, im Verzicht dieser Nettigkeiten liegt dann wiederum die Wahrheit.

Wenn ein Vertrauensverhältnis aufgebaut ist, können sich die Lernenden besser auf den Unterricht einlassen. Es braucht in der Bildung die Aufmerksamkeit, einen lebendigen Unterrichtsinhalt zu vermitteln, der sie in ihrem Wesen inspiriert, dessen Basics sie in ihrem Leben individuell und direkt umsetzen können und sie untereinander in den Beziehungen bestärkt.

Als Lehrperson, die selbst den Weg der Selbsterkenntnis verfolgt, fühle ich mich verpflichtet, die Schülerinnen und Schüler zu einer korrekten Identifizierung damit, wer man wirklich ist und was wirklich ist, hinzuführen. Hierfür verwende ich oft Fallbeispiele von meinen früheren Klienten aus sozialtherapeutischen Institutionen, wie wir als Team auch schwierige Situationen im Konsens lösen konnten. Die Schülerinnen und Schüler zeigen sich dankbar, wenn ich offen bin für eine authentische Beziehung, indem ich mich zeige und nicht hinter der Rolle als Lehrperson verstecke. Beziehung unterstützt das Lernen, da sind sich viele einig, aber sich darin gründlich zu erforschen, die abgewehrten Gefühle zu integrieren und ehrlich zu sein, da klemmt es dann und die Beziehung ist lediglich eine Form, die das Gegenüber nicht einmal fühlt.

Mein Anliegen ist, für die Evolution der echten Bildung einzustehen. Wir können alles als Lernfeld nutzen, was zu persönlichem Wachstum unseres Bewusstseins führt. Es geschehen immer Ereignisse oder Schicksalsschläge, die für die persönliche Entwicklung „gebraucht" werden können. Dabei ist man auf Unterstützung angewiesen. Ein Schicksalsschlag – Trennung, Unfall, Krankheit, Verlust eines Menschen, der Tod – kann als Wachstumschance genutzt werden.

Genau hinzuschauen, wie man ist, wer man ist, ist in der neuen, echten Bildung eine menschenwürdige Notwendigkeit, sodass sich ein respektvolles und liebevolles Zusammenleben in einer teilenden Wirtschaftlichkeit auf dieser Erde durchsetzen kann. Die anderen wahrzunehmen und sich selbst, was man fühlt und sieht, ohne sich in einen Konflikt zu verwickeln, das sind die Grundlagen echter Bildung. Verstehen fängt bei Liebe und Respekt an, Achtung vor etwas, das wir noch nicht kennen oder zu dem wir durch unsere Prägung den Zugang verloren haben. Eine solche Achtung heisst auch, dass wir nicht aufhören dürfen, unsere Verpflichtungen zum Du, zu unserer Umwelt wahrzunehmen und nachzugehen. Bewusstsein ist die Essenz der Natur, des Wesens. Der normale Zustand des Bewusstseins ist mehr oder weniger von Unbewusstheit überflutet in Form von Gedanken und Gefühlen wie Angst, Unruhe, Erregung, Ablenkung, Zerstreuung und Sucht. Sich als Opfer zu fühlen, lähmt die Absicht, alleine oder miteinander weiterzuforschen und dafür zu erwachen.

Was die Lernenden wirklich interessiert, sind Werkzeuge, die sie vermittelt bekommen, die einen Bezug zu den Themen in ihren Beziehungs-, Lern- und Arbeitsfeldern herstellen. Hilfsmittel sind wie Landkarten (z. B. das Lebensflussmodell oder das Schichtenmodell), damit Einsicht unterstützt wird, wenn sich die inneren Schranken auflösen.

Was ist Sexualität? Was bedeutet befreite Energie? Was ist Meditation? Dies sind Fragen, die jeder Mensch erforschen kann. Selbsterkenntnis führt zur Freiheit von falschen Selbstbildern, vom Ego. Längerfristige Prozesse werden in meinem Unterricht nicht weitergeführt und vertieft, dafür braucht es ein regelmässiges therapeutisches Setting, das nicht mir als Lehrperson obliegt, aber ich kann Impulse setzen.

Wie reagieren die Lernenden, wenn man ihnen etwas über Selbsterkenntnis und Spiritualität erzählt?

Die Lernenden haben kaum therapeutische Erfahrungen und besitzen wenig psychologisches Fachwissen. Was Selbsterkenntnis ist, können sie besser verstehen. Da die Sexualität tabuisiert ist und einige dazu kaum einen Ausdruck finden, schweigt man zu diesem Thema. Der Zugang zu Spiritualität und Einheit ist nur vage vorhanden. Das Schichtenmodell z. B. kann hilfreich dabei sein, den Weg zur Befreiung (sexueller) Energie darzustellen. Psycholyse auf der Basis neuester wissenschaftlicher Erkenntnisse und zur Selbsterkenntnis sind weitere Themen. Dies löst interessante Diskussionen, auch unter den Lernenden, aus. Ihre Fragen und Aussagen im Unterricht sind z. B.:

- *Können sie nicht noch mehr über Psychologie und Selbsterkenntnis erzählen? Ich lerne da etwas über mich und wie ich mit Konfliktsituationen anders umgehen könnte.*
- *Bis jetzt hat mir niemand gesagt, dass ich konditioniert bin.*
- *Mir macht die Selbsterkenntnis Angst, weil da Gefühle hochkommen. Ich möchte mich hier in der Klasse nicht zeigen und anonym bleiben, auch nicht über Sex reden.*
- *Ich fühle mich überfordert, weil mich meine Vergangenheit einholt.*
- *Das Schichtenmodell ist sehr hilfreich und zeigt mir eine neue Perspektiven auf.*
- *Ich dachte, Psychotherapie ist nur was für Kranke und Pychos.*
- *Ich habe Psychotherapie gemacht und fühlte mich dadurch gestärkter.*
- *Bei Ihnen ist etwas anders als bei den anderen Lehrpersonen. Super, dass wir etwas zum Thema Selbsterkenntnis erfahren.*
- *Da gibt es doch einen Arzt namens Widmer, der im Solothurnischen lebt.*
- *Ich habe letztes Jahr einen Vortrag über LSD gemacht.*
- *Ich habe Erfahrungen mit Substanzen in einem Ritual erworben.*

In der Lehreinheit *Umgang mit Stress* war für viele Lernende klar, dass sie die wissenschaftliche Definition von Stress, Druck oder Anspannung nicht zufriedenstellt. Sie drückten ihre Unzufriedenheit mit dem „Bildungsstumpfsinn" aus, und dass sie die Stunden „abhocken". Sie beklagen sich über einen Bildungsplan, der sie gar nicht interessiert und im Alltag kaum umsetzbar ist. Eine Ausnahme ist das spezifische Fachwissen in der Berufswelt, auf das sie angewiesen sind. Sie fühlen sich begleitet von Angst, Misstrauen, Unzufriedenheit, Sinnlosigkeit, Druck, Orientierungslosigkeit, Verlorenheit, Getrenntheit, Flucht in Isolation und Ersatzbefriedigungen. Immer mehr haben bisweilen suizidale Gedanken, Depression, Burnout und Anorexie. Sie nehmen allerlei Arzneimittel und sind häufig krank. Sie empfinden Gruppendruck und Ausgeschlossensein, wenn sie Regeln und Gesetze infrage stellen, die sie in sozialen Einrichtungen nicht für ethisch vertretbar halten. Sie haben das Gefühl, dass sie ihrer Freiheit beraubt werden. Es gibt Arbeitskonflikte, sie schwänzen und haben keine Zeit für eine feste Beziehung.

Von ihren Fallbeispielen, denen sie im Arbeitsalltag begegnen, und meinen Fragestellungen lernen sie, dass z. B. Autonomie zu respektieren ist oder warum es ständig Konflikt gibt. Was ist der Autoritätskonflikt? Was ist Macht? Was ist ein Tabu? Was ist ethisch nicht vertretbar und verletzt die Autonomie des Einzelnen. Wie finden wir in eine Konsenshaltung, z. B. in einem Team oder in Beziehungen? Wo brauche ich evtl. psychologische Unterstützung, da ich nicht weiterkomme? Ein häufiger Einwand bei der Landkartenerstellung ist: „Aber das macht doch Gefühle und ich möchte mich hier mit meinen Gefühlen, die es auslöst, nicht zeigen. Ich möchte diese Gefühle nicht, das ist zu belastend."

Die Förderung einer gefühlsmässigen Bewusstwerdung und das entsprechende Ausdrucksvermögen während einer Regression sind mit Ängsten behaftet. Da will kaum jemand hinschauen und hineinfühlen. Dies ist zu respektieren, da der Unterricht zu kurz ist, da braucht es therapeutische Begleitung. Längerfristige Prozesse können innerhalb der Klassen gar nicht geführt werden. Ich habe jedoch die Erfahrung gemacht, dass einzelne Lernende das Bedürfnis haben, nach dem Unterricht über ihre belastende Situation zu reden. Dann bin ich froh, sie an gute Therapeuten weiterverweisen zu können.

Letzten Endes wird alles wieder ganz einfach und es geht darum, wieder alles loszulassen. Suchende kann man darin unterstützen, ihren eigenen Weg zu finden. Als Lehrperson sind oft Gefühle der Ohnmacht und Hoffnungslosigkeit zu integrieren. Dem verantwortungsvollen Berufensein zu folgen und die Lernenden mit Wirklichkeit in Kontakt zu bringen, macht jedoch wieder Sinn.

Wie sieht das Lernen der Zukunft aus. Was kommt danach? Was bringt Bildung?
Es stellt sich für mich häufig die Frage, wie die Lernenden einen Bildungsplan gestalten würden. In einer Gruppenarbeit erarbeiteten sie ein für sie vertretbares Konzept, das ich im Unterricht miteinbeziehen kann. So entstehen effektive Bildungspläne mit interessanten Lerninhalten:
- Ein Fokus auf die Persönlichkeitsentwicklung, Dekonditionierung (Meditation, Selbsterkenntnis und Spiritualität, Visionen) und auf Mündigkeit
- Echte Psychotherapie und Psycholyse
- Förderung von Gemeinschaftssinn, Mehrfachbeziehungen
- Umgang mit Sexualität, Tabus, Inzesttabu und Tod
- Verantwortungsvoller Umgang mit der Umwelt
- Selbstversorgungsprojekte

Echte Psychotherapie führt in die Spiritualität – von Beatrix Frey

Echte Psychotherapie führt zu Selbsterkenntnis und damit in Spiritualität. Sie weckt Klientinnen wie mich, die ich mein Vertrauen ins Leben verloren hatte und verwirrt, ohne wirkliche Ausrichtung durchs Leben ging und stolperte, wieder für das Wunder des Lebens, für die eigene Aufgabe auch. Sie hilft mir, die in Neurosen gebundene Energie zu befreien und mich wieder zu verbinden mit dem Ganzen.

Der rote Faden, der erste Samen für die spätere Suche nach Spiritualität, nach dem einen Herz, dem einen Geist waren früh in mir angelegt. Vielleicht tragen wir alle diesen Samen ja auch längst in uns, bevor wir in diese Welt kommen – manchmal kommt es mir so vor. Zum Beispiel bestand bei mir als Kind eine Affinität zur christlichen Religion, zu einigen Aussagen und Geschichten in der Bibel, obwohl zu Hause niemand religiös war. Ich ging gerne in die Kirche, sie war oft der einzig stille Ort in der lauten Stadt. Man sang gemeinsam, man dachte gemeinsam an andere, das gefiel mir. Geschichten wie die Pfingstgeschichte, das Einssein im Geist, viele Geschichten vom Leben Jesu – das haben mich beeindruckt.

Schon als Kind war bei mir stark der Gedanke da, nach Freiheit streben zu müssen, die unabhängig von äusseren Umständen ist. Alter, Tod, Verlust waren Themen, die mich früh beschäftigten. Die Energie der 68er, die alles durchdrang – obwohl ich da gerade erst vier Jahre alt war – hatte mich erreicht.

Das Sein in den wenigen Fetzen Natur (einer Stadt), in die ich mich alleine zurückzog, erfreute mich. Der Löwenzahn, der mich zum Weinen brachte, weil er sich durch die alte Panzerstrasse drückte. Er hat mir Hoffnung gemacht, dass die Natur, dass die Liebe sich letztlich durchsetzt, trotz aller Verrücktheiten der Menschen. Doch alle Sehnsucht, alle guten Vorsätze und Geschichten der Kraft, der Einheit und Liebe, die mich anzogen, verhinderten nicht, dass ich mich zunächst gründlich verirrte in dieser Welt. Unsere Welt ist verrückt; ich war es ebenso, bin Teil dieser Verrücktheit.

1964 wurde ich geboren. In den Grosstädten Deutschlands entstanden nach dem Krieg riesige Hochhausviertel für junge Familien, die bald zu sogenannten sozialen Brennpunkten wurden. In einem dieser Viertel wuchs ich auf. Irgendwie herrschte dort auf der Strasse und auch in der Schule immer noch eine Art Krieg. Irgendwann stellte ich auf Schlafmodus um, war immer ein bisschen dumpf in meiner Aufmerksamkeit. Später spiegelten vor allem meine Beziehungen mein neurotisches Verhalten und Erleben; sie waren oberflächlich, fad, schräg. Auch fand ich keine Partnerschaft, die lebendig war und länger anhielt. Mich wollte niemand so ganz unddiejenigen, die mich wollten, wollte ich nicht – ein typisches Phänomen unter vielen Singles, die ich kannte. Etwa 30jährig erwachte ich dafür, dass ich Hilfe brauchte.

Eine tiefenpsychologisch fundierte Psychotherapie, in der ich meine Geschichte schon einmal teilweise reflektieren und ein wenig aufräumen konnte, war ein erster Anlauf. Die Therapeutin war nett und bemüht, aber viele Themen sparte ich während der Stunden bei ihr instinktiv aus. Ein Jahr lang ging ich dorthin. Unter anderem reifte in dieser Zeit der Entschluss in mir, von der Grosstadt weg in eine ländliche Gegend zu ziehen. Schon immer hatte ich eigentlich lieber in den Bergen und in einem Dorf leben wollen. Als ich meiner Therapeutin freudig von meinem Entschluss erzählte, versuchte sie vehement, mir klarzumachen, dass dies nur eine Flucht sei. Es war mir klar, dass ich auch von etwas wegwollte, von einem Leben, das mir zu eng, zu laut, zu oberflächlich, zu wenig natürlich erschien. Ich hatte aber das deutliche Gefühl, auf etwas zuzugehen, das mich schon seit Jahren anzog, wovor ich immer nur zu viel Angst gehabt hatte, um diesem Impuls zu folgen – dies sah die Therapeutin offenbar nicht.

Glücklicherweise habe ich mich von ihren Einwänden nicht abhalten lassen! Mich abzulösen von der Stadt, die Suche nach einem anderen Ort war für mich ein erstes Ankommen. Ich zog in eine Wohngemeineschaft, begann mit Yoga und hatte enormes Glück, darin wunderbaren Lehrern zu begegnen. Hier traf ich im Rahmen meiner Yogaausbildung zum ersten Mal auf etwas, das ich als „Echte Psychotherapie" bezeichnen würde. Auch lernte ich die östlichen Philosophien kennen, die mich sehr inspirierten.

Während meine Therapeutin mich, aus welchen Gründen auch immer, in Abhängigkeit behalten wollte, traf ich hier zum ersten Mal auf Menschen, die freier lebten und am Wachstum ihrer Schülerinnen und Schüler interessiert waren. Sie führten die Gruppen so, dass man sich darin zeigen und entfalten konnte. Das war ein Anfang. Das hatte ich noch nie vorher gelebt, so hatte ich mich noch nie getraut zu sein. Trotzdem suchte ich weiter, suchte nach einem Einzelsetting. Sehr klar war ich darin, dass diese eine im weitesten Sinne spirituelle Ausrichtung haben musste. Ich wollte eine Therapie mit Blick nur auf mich als Klientin und eine, die mich lediglich passend für die Gesellschaft machen wollte, kam nicht mehr in Frage. Die Zusammenhänge in der Welt, das Verrückte, die Kriege, materielle Ungerechtigkeiten, Liebe, Sexualität, Macht, Tod – alles musste darin Platz haben. Es war nicht leicht, so etwas zu finden.

Über eine Freundin fand ich schliesslich eine Therapeutin und diese war Schülerin von Samuel Widmer und Danièle Nicolet. Hier musste ich kein Thema zurückhalten. Nach einer Weile gab sie mir Samuels erstes Buch „Ins Herz der Dinge lauschen", so fand ich hierher. Hier angekommen fühlte ich mich zum ersten Mal geliebt und ganz gesehen in der Therapie, hier begegnete mir Heimat. Die psycholytischen Sitzungen, die tantrische Therapie, das Sein in den Gruppen, all das zeigte mir, wie unglaublich viel Angst ich hatte. Nie hatte ich das vorher in diesem Ausmass sehen können. Ich hatte Angst vor den Menschen, vor Schmerz, vor Abhängigkeit, vor dem Leben, vor dem Tod, vor Verlust jeglicher Art und natürlich Angst vor wirklicher Beziehung, vor dem Einssein, nach dem ich mich doch gleichzeitig so sehr sehnte. „Wo Sehnsucht ist, ist Angst" – dieses Zitat hätte ich mir zu allen Zeiten als Erinnerung an die Wand pinnen können. Trotzdem: Die Sehnsucht war der rote Faden und so folgte ich ihr in eine eingelassene Partnerschaft, in die Schweiz, in die Kirschblütengemeinschaft, in ein eingelassenes Leben.

Und nun feiern wir heute Samuels Abschiedsritual. Noch keinen Menschen hatte ich bisher verloren, der mir so nah und wichtig war. Nach seinem Tod hatte ich bald ein für mich besonderes Erlebnis, zu dem ich mir einige Notizen gemacht habe und aus denen ich hier vorlesen will:

Es war der erste milde Tag nach der eisigen Kälte im Januar und gerade zwei Wochen nach deinem Tod, da fand ich zum ersten Mal in einen Zustand von Stille, um den ich mich schon so lange bemühte, von dem ich schon so viel gelesen und euch hatte erzählen hören. Dein Tod – er hat mir den Himmel aufgerissen! Plötzlich ist dieser Zugang da, alles ist weit als seiest du die Verbindung vom menschlichen Sein, zu dem Anderen, das ich noch nicht kenne. Du bereitetest den Weg, machtest den Himmel auf, das Universum, zu Heimat, durch deine An-Wesen-heit. Das Angehaltensein vom Tod, vom Verlust, die gemeinsame Trauer, die Art und Weise, Abschied zu nehmen, die Würde davon, deine, die Würde Danièles, der andere Umgang mit dem Tod – das alles hat meine Sichtweise auf Leben und Tod absolut und radikal verändert. Ich erinnere mich an den Text eines tibetischen Rinpoches, der seinen Meister im Sterben begleitet und dessen Bewusstsein noch einige Tage im toten Körper hatte wahrnehmen können. Ich habe schon einige Menschen sterben sehen, aber dort war das Bewusstsein immer schnell verpufft, nicht mehr da. Dein Bewusstsein dagegen war noch Tage in deinem Körper zu spüren, der Raum war erfüllt davon. Ganz deutlich konnte ich es wahrnehmen. Und jetzt, seit du nicht mehr da bist als Körper, als Mensch, bist du für mich einfach in allem, im Wind, in den Blumen, im Bach, in den Bäumen, im Regen, in allen Geräuschen – überall. Die Stille – man kann sie nicht wirklich beschreiben. Trotzdem will ich versuchen aufzuschreiben, was ich erlebt habe: Es ist wie ein Lauschen und Sein aus dem Wesen der Stille. Ich bin das, alles ist eins und alles ist gleichzeitig, nicht als Konzept, sondern als direktes Erleben. Mit einem Mal war mir klar, was Krishnamurti damit meinte, als er sagte: „Der Beobachter und das Beobachtete sind eins. Es gibt keine Trennung. Jede Trennung ist Illusion." In der Stille, in der Liebe ist jedes Geräusch, jede Pflanze, jeder Stein, jedes Wesen gesegnet. Lauschen, Sehen, Sein, das alles ist eine Bewegung, ist Liebe, Heimat, Tod. In diesem Zustand ist man die Liebe, ist man alles, ist man nicht. Und so warst du, bist du, in jedem Moment. Darin liegt unsere Aufgabe, unsere Bestimmung – das zu sein. Ganz einfach das zu sein. Seit diesem Erleben und trotz der Trauer, die immer wieder da ist, breitet sich in mir eine nie gekannte Lebensfreude aus. Ich fiel aus dem Zustand bald wieder heraus, doch etwas bleibt seither, ein Duft, eine Sehnsucht, ein Ringen um den richtigen Zustand, ihn wiederzufinden, diesen Raum der Stille und ungeheuren Gnade, aus dem heraus alles so selbstverständlich ist. Und die Geschichte, die ich vorher immer nur als Geschichte verstanden hatte, nie als Tatsache, kommt mir wieder in den Sinn. Vielleicht war es ja wirklich so. Sie beginnt in etwa so: Stell dir vor, wir hätten uns, bevor wir in dieses Leben kamen, verabredet. Wir wollten etwas zusammen, du und ich ... Erinnerst du dich?